排毒養生

這樣做，輕鬆存出

健康力！

想排毒養生前，
不再吃進毒，是重要關鍵。

目錄

排毒養生這樣做
輕鬆存出健康力！

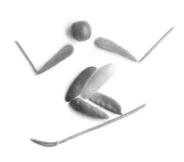

Part 5 三餐外食，怎麼挑才能顧到健康？

Part 6 靠保健食品養生，行不行？

Part 7 別人夯的養生法，你不一定適用！

為身體做好全方位防毒

文／姜至剛（臺大醫學院毒理學研究所醫師副教授、中華民國毒物學學會祕書長）

無毒的年代，消逝了！回不去了！

工業革命以來，資本主義的推展，除了環境的污染，連吃飯三餐都被統一！不變的是，追求健康快樂的人生，成就一個「圓滿」的生命之旅，成為極致的目標。要成就美好人生，就像追求每人心目中的「諾貝爾獎」；前提是：「英雄比氣長」，您必需擁有「金剛不壞之身」——失去健康，便失去一切。

《排毒養生這樣做，輕鬆存出健康力》是一本好書，傳遞如何在「環境污染年代」及「食安處處危機」中找出生命力，好讓子孫堅定地活下去，並能安心立命的世代相傳。

西諺有云：「You are what you eat」！如何決戰境外？本書Part 1「排身體的毒，為身體提升自癒力」、告訴你排毒前

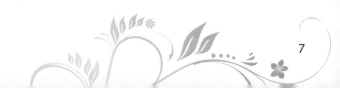

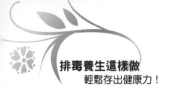

要懂的正確知識，整合現代科學的證據，加以自然醫學、傳統醫學增近代謝的調養體質法，希望幫讀者成就健康之身。

「想要吃魚，不一定要會捕魚，但一定要會挑新鮮健康的魚」！Part 2「從避免吃進毒開始，食材怎麼挑？怎麼買？」、Part 3「烹煮的鍋具要留意，不要把毒吃下肚」告訴我們：如何食的安心，讓營養百分百，健康滿滿滿！

「家」是每個人的最終避風港，但家一定安全嗎？當打造無毒的居家生活成為全民運動；Part 4「無毒的居家生活怎麼做？」讓本書成為民眾建構安全舒適的家最棒的指引燈塔。

現代人為了養家活口的一份工作，匆忙間付出了健康代價，不值得啊！本書Part 5「三餐外食，怎麼挑才能顧到健康？」教我們重新檢視每日三餐的飲食，用更養生的方法搭配，值得讀者細細品嘗。

健康食品，吃了真的更健康嗎？答案不言而喻。Part 6「靠保健食品養生，行不行？」、Part 7「別人夯的養生法，你不一定適用！」讓你我聰明選擇健康的補給！

身為臺大醫學院毒理學研究所老師，在此推薦本書值得大家細細品味，只有懂得全方位防毒，才能實踐無毒的健康新生活。

推薦序

本書為你啟動排毒養生的正確觀念！

文／李成家（美吾華懷特生技集團董事長）

　　「排毒養生」是現代人很重視的健康課題，大家健康雜誌出版《排毒養生這樣做，輕鬆存出健康力》一書，提供正確的排毒養生方法。個人認為「有病靠醫生，健康靠自己」，所以，健康是需要一點一滴累積，平時吸收健康的保健知識很重要，千萬不要迷信坊間沒有科學證實的養生祕方。

　　懂得這些保健知識，身體力行更為重要。在此與讀者分享一些養生方法。首先要有規律的生活習慣，睡眠要正常，每日固定時間就寢。再來，要有運動的習慣，年輕時個人喜歡打乒乓球，也養成喜歡運動的興趣，運動的好處很多，維持健康活力就是其一。

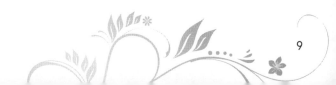

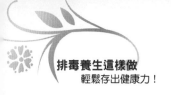

　　進入60歲後，個人改做持續緩和的運動，但仍堅持每日運動的習慣，每日維持健走5000步以上，或走跑步機30分鐘，每週兩次體適能運動。在飲食方面，隨著年紀增長調整，更注重低油、低鹽、低糖、少肉多青菜的均衡飲食。

　　說到飲食的健康安全，我們都知道「病從口入」，《排毒養生這樣做，輕鬆存出健康力》這本書，深入淺出的教讀者不吃毒的方法，特別一開始就要懂得選擇安心的食材，例如：向不同菜販買菜，分散風險；挑菜要多比較；正確清洗可洗掉農藥殘留等方法，書中提出的建議，適合家庭主婦購買食材時參考。

　　很榮幸再次為大家健康雜誌出版的新書做推薦，這本「排毒養生」的實用工具書，適合給每一個有健康需求的人參考！

實踐無毒的健康新生活

文／姚思遠（董氏基金會執行長）

　　董氏基金會發行的《大家健康》雜誌，除了實體雜誌外，亦有醫療保健、心理勵志、公共衛生等類別的書籍規劃出版。2011年後，我們逐年增加書籍出版的比重，其中保健生活類別的書籍，是主要的出版方向。

　　相繼出版《用對方法，關節不痛》、《紓壓：找到工作的幸福感》、《解救身體小毛病：上班族必備的健康小百科》、《照顧父母，這樣做才安心》、《養好胃，身體自然變年輕》、《護好腸，健康從裡美到外》等書。尤其，近期出版的《預約膝力人生》、《蔬食好料理》、《享受跑步，這樣跑才健康！》，均是通路、讀者口碑推薦的暢銷好書。

　　我們期望這類書籍的出版，協助民眾瞭解各種疾病的成

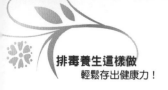

因及日常預防照護的知識，進而身體力行這些受用的保健常識。透過書籍敘述易懂的文字，解答民眾常遇到的疾病困擾問題，小常識的整理，讓你輕鬆掌握重點。

「排毒養生」是近年流行的健康詞彙，坊間不少商品也打著「排毒養生」的名義吸引消費者目光，但什麼才是「排毒養生」的正確觀念？哪些養生法可行，哪些又是錯誤的排毒方法？《排毒養生這樣做，輕鬆存出健康力》這本新書，從一些防毒的基本實用做法，包括挑選食材的祕訣、無毒的採買術、留意烹煮鍋具、注意室內空氣污染物、環境荷爾蒙等，讀者可以學會生活中輕鬆力行的排毒法。

想排毒養生，不必太過迷信特定的食物、特定的養生儀器，千萬不要花大錢買一些來路不明的補品藥品。本書詳細解答排毒養生的疑問，期待讀者受用，實踐無毒的健康新生活！

前 言

瘋養生，今天你排毒了沒？

　　市面上養生書籍、保健產品熱銷，不難看出國人注重健康的熱切期待。只要強調「排毒」、「養生」、「抗癌」等保健觀念的商品，都能吸引想追求健康的消費者。不過，使用這些商品或依照這些排毒養生書所推薦的飲食療法來身體力行，真有助於排毒、促進新陳代謝、隔絕有害因子或達到體內環保的功效嗎？

想要排毒、解毒
不如別再吃進毒

　　預防更勝於治療，中華民國居住安全健康協會理事長、腎臟科醫師江守山表示，「別說成人，即使小嬰兒也會從母親身上遺傳到毒素。」1998年，美國紐約西奈山醫學院針對

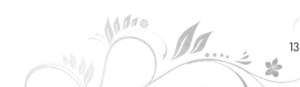

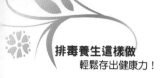
生活環境中，不可能碰到化學毒素的人進行研究，發現即使周遭碰不到毒素，仍會在他們身上檢測出167種有毒物質，且2/3會致癌，八成是神經毒性。2005年，針對嬰兒臍帶血做研究，發現小嬰兒自母體得到的有毒物質，竟平均多達200多種，比1998年所研究的平均值91種還高出2倍多。

江守山醫師指出，「人體絕對有毒素，若靠飲食排毒，其效果少之又少，不如一開始就避免毒素進入人體。」例如：馬兜鈴酸，即使身體最後能排出，但已導致腎臟纖維化，與其排毒，不如一開始就不要攝取。

和信治癌中心醫院營養室主任王麗民也認為，無論毒素最後是否排出，毒素只要進入人體就會造成傷害。以罹癌接受化學治療的病人為例，化療就是用毒素殺死癌細胞，她常勸化療病人多喝水，藉此稀釋血液中的毒素、以便排出。多喝水之所以能稀釋血液中的毒素，前提是已知哪些毒素進入人體，然而，有些養生書所談的毒素很抽象，一般人若沒做健康檢查，怎知身上有哪些毒？書上也叫人多吃蔬果，其實，「多吃蔬果較會促進排便，不是排毒。」

江守山醫師表示，人體的毒素很多，過敏即是身體累積

毒素。毒素不僅會致癌，也會造成神經病變，像有人神經傳導出狀況，感覺四肢麻痺，或肢體伸展不開等。

排便不等於排毒
依體質尋求養生之道

市面部分養生書誇大其詞，江守山醫師表示，自己在腎臟科看門診時，曾遇到許多養生書的信奉者就醫。

例如，坊間有「自然養生法」強調每天排便3次，但從醫師角度看來卻非常離譜。「如果是鉀離子低的病人，為了排毒，每天排便3次，可能會把身體的鉀離子排光，引發心律不整，甚至死亡。」而且，以醫學定義，1天排便1次或2天排便1次都屬正常，王麗民營養師也補充，1星期排便3次也不奇怪。

現代人壓力大，飲食及作息不正常，常有便祕問題，且未必只有中年人有此困擾，大學生有便祕問題的人還不少。養生書強調多吃蔬果，纖維質會刺激排便，但王麗民營養師直言，「排便根本無法排掉身體毒素。」雖然糞便累積在腸

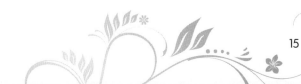

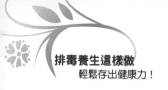

道會增加罹患直腸癌的機率，但這非排毒，而是排便。

有些養生書強調用力道強的3匹馬力食物調理機現榨蔬果汁，才能擊破食物的細胞壁，飲用這類蔬果汁才有助於身體吸收營養及排毒。營養師澄清，這說法並不正確，基本上，任何食物經過PH2的胃酸，和PH近9的膽汁和胰液消化，早被分解成最單純的初級胺基酸、單醣和脂肪酸，不需靠外力打破細胞壁，身體便能吸收，這說法真的是「噱頭」。

不要把蔬果汁當水喝
血糖易飆升、腎臟多負擔

不少養生書常強調要多喝蔬果汁，其實蔬果偏生冷、酸性成分高，長期空腹飲用，容易刺激腸胃，會影響腸胃機能及免疫功能。

對於蔬果攝取量太少或咀嚼能力差的人，適量飲用新鮮蔬果汁可快速補充一些維生素及水分，但若把它當水喝，一天喝6～8杯，就過量了。過量飲用蔬果汁，因其糖分高，易使糖尿病人的血糖飆升，而且蔬果汁的鉀含量高，會造成腎

臟負擔，痛風和腎臟病人皆不宜。

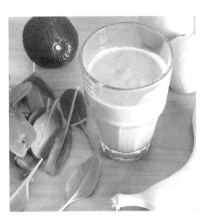

此外，王麗民營養師提醒，「若大量飲用保留纖維的蔬果汁，當纖維過量，會造成腹脹、腹瀉，也易讓鈣質和礦物質隨纖維被排出體外。至於有腸胃癌，接受手術切除胃和腸的病人，消化功能差，更是不適合高纖維飲食。」

過量攝取纖維易使人飽足，影響正餐攝取，也可能造成蛋白質、熱量不足，影響孩童和青少年的成長發育。王麗民營養師提醒，「纖維太多會讓腸胃蠕動變快，營養素還來不及吸收，可能就排掉。」雖然多吃纖維有助減肥，但若不是為了減肥，因飽足而沒食慾，營養易不均衡。

到底蔬果要怎麼吃？在均衡飲食的前提下，王麗民營養師贊成天天食用不同顏色的5種蔬果，讓其在身體產生化學變化，加快新陳代謝及讓排便變順暢。「排便順暢不是排毒，但能縮短體內廢物在腸道的時間。」

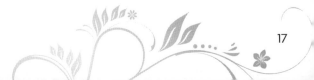

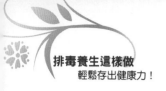
飲食＋運動＋規律生活
最實在的自然養生法

「養生」切忌「速成」的心態，事實上，沒有單一的方法能一個月或幾天就迅速排完全身的毒素，健康養生需要持之以恆的努力。

王麗民營養師指出，「均衡飲食＋規律生活＋適度運動」最實在，可是很難做到。許多人吃養生餐，一會兒受不了誘惑，就又吃些不營養的食物，每週適度運動3次，一次維持30分鐘，更不容易。若飲食、運動都不正常，單靠養生餐，只能作為輔助。

江守山醫師則建議，若平日都外食，飲食很難均衡，每天服用一顆綜合維他命，可補充不足的營養成分。其次，少吃紅肉，多吃自然、少加工、沒有含抗生素或激素的魚及新鮮蔬果，可降低罹患癌症、中風、心肌梗塞、腎臟病的機率。規律進行適當而不劇烈的運動，也是促進身心健康的養生之道。

（採訪整理／吳宜婷、楊育浩）

Part 1

排身體的毒，為身體提升自癒力

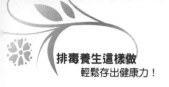

1-1

排毒前，先學會如何護肝

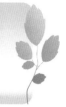

近年來，接二連三的「偽食物風暴」，讓民眾越來越恐慌，在驚覺自己可能被「毒化」之餘，也擔憂常見的慢性病、癌症、過敏、免疫系統疾病等文明病，是數十年以上的「偽食品」工業，和廣受汙染的環境所造成！

網路上謠傳，只要在腳上貼一小塊中藥帖子，就能將體內的毒素「吸」出來，也有盛傳洗腸是最有效的排毒方式，這些都是真的嗎？體內究竟累積了多少毒素，既看不見也不容易檢測出來，該怎麼做，才能將吃進去的毒排出來呢？

🔅 強化肝臟解毒功能是排毒關鍵

解毒不全，毒害更大

毒素的種類眾多，從中醫、毒物學、自然醫學的觀點來看，廣義的「毒」幾乎包含萬物，大到重金屬、化學毒素，

到火氣大、發炎反應、過敏產生的廢物，甚至是食物吃得過量，都算毒素。

毒素種類包羅萬象，可概分為「脂溶性」與「水溶性」，肝臟的解毒功能是將脂溶性毒素，轉換成水溶性，之後才能經由血液、尿液、汗液等液體排出體外。脂溶性的毒素種類約占八成之多，僅兩成為水溶性，可見肝臟的解毒功能在人體排毒中過程中占了多重要的角色！

如果肝臟功能不佳，毒素轉換不完全，所產生的毒性更大，且無法排出體外，會積存在骨骼、脂肪或臟器中，對人體產生更深遠的傷害。

臺灣基層中醫師協會理事長陳潮宗分析說，肝臟若不好，解毒不完全所產生的有毒物質，會在血液中循環，毒害體內細胞，特別容易在皮膚上顯現出來。因為皮膚中有很多微細血管，當有害物質在血液中遊轉，就會損傷皮膚，所以皮膚粗糙或長瘡，有可能是肝臟功能不好所造成。

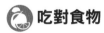 **吃對食物**
對活化肝臟解毒功能有幫助

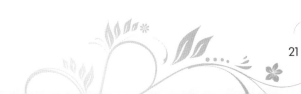

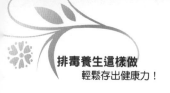
　　很多現代人的肝臟長期受到大量毒素的侵害,已經疲於應付,而產生程度不等的功能下降或疾病,解毒的主要臟器受損,體內的毒素當然越積越多,所以,要排毒必先「護肝」!

　　毒素經肝臟解毒後,所有被轉換為水溶性的毒素,會透過皮膚(流汗)、腎臟(排尿)來排出,固體殘渣則透過腸道(排便)來排出,氣體廢物透過呼吸來排出,所以讀者一定聽過「大量流汗」、「不累積宿便」、「多喝水排尿」等基本排毒觀念。

　　至於要怎麼護肝?已有肝臟疾病的人,無疑地肝臟功能已經受損,採行西醫醫囑來持續追蹤檢查、服藥是必要的;但各種肝指數正常的人,也不代表肝臟的解毒功能很好,可能是功能下降、但未達到疾病的階段。

　　在美國取得自然醫學博士學位的臺灣全民健康促進協會理事長陳俊旭表示,<u>咖哩、十字花科蔬菜、富含檸檬烯的橘子、柳丁、檸檬、綠葉蔬菜、酵母、全穀類等,對於肝臟第一階段和第二階段的解毒作用,有很不錯的效果,建議想護肝的讀者可常吃,能夠活化肝臟,促進毒素排出體外。</u>

哪些食物，護肝有幫助？

食品種類	範例	備註
咖哩	咖哩飯。	常抽菸、喝酒者最好戒菸、戒酒。此外大量補充抗氧化物，也有助於身體代謝毒物。
十字花科蔬菜	青江菜、綠花椰菜、高麗菜、芥藍菜。	
富含檸檬烯的食物	橘子、柳丁、檸檬等。	葡萄柚除外。
其他	蘆筍、洋蔥、酪梨、胡桃、魚、肉、大蒜、蛋黃、紅辣椒、綠葉蔬菜、酵母、全穀類。	
高單位保健食品	卵磷脂、維生素C、維生素E、谷胱甘、生物類黃酮、類胡蘿蔔素（維生素A）。	

資料來源：臺灣全民健康促進協會理事長陳俊旭

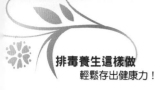
要護肝，就按「太衝穴」

臺灣基層中醫師協會理事長陳潮宗建議對「太衝穴」進行按摩、針灸，來排除肝臟毒素。

位置：

腳背第一趾骨與第二趾骨接合處前的凹陷處。

功效：

滅肝火，改善因肝火旺盛而濕熱的症狀，如發炎、腰痛、胸悶、腹脹、踝痛、頭痛、急躁、焦慮等。

按摩法：

對著穴位往下按約0.5～1寸，按壓時會有酸痛的感覺，每次按5秒後休息5秒，再按一次，總共20次循環。

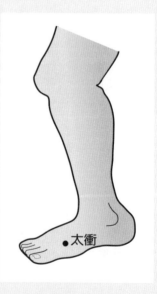

●太衝

（採訪整理／葉語容）

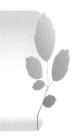

1-2
想全身性排毒
不妨嘗試蒸氣浴！

　　毒素會積存在體內各器官、脂肪、骨骼中，想要完全「零毒害」是不可能的，即使人體本身產生的廢物，也是一種毒，所以「排毒」的目標就是盡量減少毒素滯留在體內的量及時間。

　　排毒的方法千百種，本文介紹的是忙碌的現代人，每天都可以方便、順手做的全身性排毒法，實行上簡易，又有一定程度的效果，一開始做或許會陌生或失敗，但養成習慣定期做，就能感受身體好轉的反應。

　　在美國取得自然醫學博士學位的臺灣全民健康促進協會理事長陳俊旭，在美國曾診療過一位23歲的病人，平時身上並無特別體味，但每次進入診所的烤箱時，都會散發出油漆味，瀰漫整個診所；後來才發現，原來3年前他曾是一名油漆

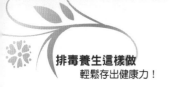

工人。

陳俊旭理事長分析，皮膚有兩種腺體——汗腺與皮脂腺，水溶性物質（毒物）多藉由汗腺排出，脂溶性物質（毒物）多藉由皮脂腺排出；前面提過，滯留在體內、難排的毒物幾乎都是脂溶性的，所以「排汗」的效果不如「排油」好，排油才能帶出深層滯留的毒物。

方法上，利用「濕、熱」的蒸氣浴、三溫暖、泡澡等方式，會比「乾、熱」的烤箱更能幫助身體代謝，因為濕氣重會抑制流汗、促進排油，而乾熱的環境卻相反。

此外，還可搭配運動，讓身體「持續」地排油；例如許多人都有運動習慣，可在運動時穿上不透氣的衣物，製造悶熱的環境讓皮膚排油，但要特別注意，當排出油汗，要馬上使用沐浴乳或香皂洗掉污垢，以免汗物被皮膚吸收回去。這種「排油法」效果很好，連多氯聯苯、重金屬等無法被肝臟分解的毒物，都能排出。

🍊 春捲療法
排油代謝難纏毒物

以下是陳俊旭理事長自創的「春捲療法」，提供讀者在家就可以排油，以便排出體內積存的廢棄物及有毒物質。

步驟1》加熱

沖熱水，以不燙傷為前提，盡量調高水溫；要加熱到「微微冒汗」的程度，尤其代謝差、怕冷或痠痛的地方，更要確實加熱。

步驟2》發汗

沖泡完熱水後裹上大毛巾，直接到床上，盡快用多層厚棉被再把自己包得「密不透風」，像包春捲一樣。腳底、頭髮都要用衣物包緊。

若步驟1加熱的溫度夠，現在會開始發汗，但不可移動，連調整衣物都不行，建議請家人幫忙，務必做到密不透風。

步驟3》放鬆

汗水應該會像傾盆大雨一樣，把棉被沾濕，此時會很放鬆想睡，那就小睡一下吧！醒來後會發現棉被是濕的、皮

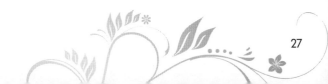

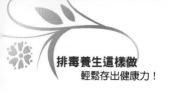

膚是乾爽的，這樣春捲療法就完成了，應該會有身體輕盈舒暢、很有精神的感覺。

注意事項》

1. 若怕汗水弄髒棉被，可先裹一層純棉被單，清洗被單就好了。

2. 裹棉被的厚度，應該是在當時的季節，平常「脫光衣物」睡覺所需的棉被厚度。這個步驟很重要，棉被厚度弄錯，不是感冒，就是過度冒汗，如果失敗了，下次再試時要調整厚度。如果不小心受寒，馬上使用吹風機、熱水等方法加熱回溫。

3. 放鬆期通常不要超過40分鐘，可預先設定鬧鈴。

4. 此療法不適用於懷孕婦女、小孩、心臟病患、血糖低者、酒醉者、吸毒者、劇烈運動後、脫水的人，或任何身體極度虛弱的時候。

（採訪整理／葉語容）

1-3

3道排毒湯方，加速新陳代謝

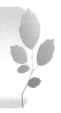

想要排毒養生，臺灣基層中醫師協會理事長陳潮宗建議民眾，第一步是養成良好生活習慣，這樣能提升人體自癒力來排毒。若想以飲食來輔助，以下是可促進代謝、排毒的湯方。

綠豆薏仁銀耳湯

材料

綠豆30克，薏仁10克，白木耳10克、冰糖少許。

作法

1. 綠豆、薏仁、白木耳洗淨，浸泡2小時後備用。

2. 綠豆及薏仁加水煮軟，水滾後加冰糖少許，最後再放入白木耳，可當點心食用。

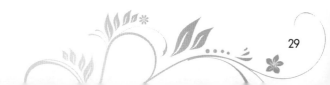

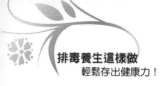

功效

　　綠豆清熱解毒；銀耳（白木耳）具多醣體，抗氧化活性高；薏仁可促進體內血液和水分的新陳代謝，有利尿、消腫的作用。

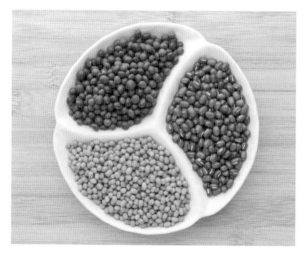

三豆粥

材料

　　黑豆10克、赤小豆10克、綠豆10克、薏仁10克、白米30克。

作法

1. 先把所有材料洗淨，浸泡1小時。

2. 將鍋置於火上，放入適量清水及所有材料。

3. 用大火燒開，後轉小火熬煮30分鐘，待粥煮熟即成。

功效

清熱、利溼、解毒。每日早晚溫服，連服1星期。

清熱絲瓜湯

材料

絲瓜500克、草菇80克、甘草2片、油2湯匙、鹽1/2湯匙、太白粉1湯匙。

作法

1. 絲瓜洗淨削皮切成塊狀。

2. 燒熱2湯匙油，放入草菇、甘草略炒，再放入絲瓜加水煮至熟爛。

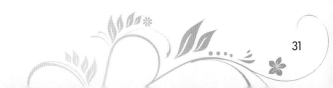

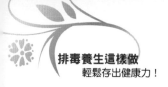

3. 取出甘草片，加入600cc水煮滾及鹽調味，最後略勾薄芡即可。

功效

清熱利尿、保護腸道。

（採訪整理／葉語容）

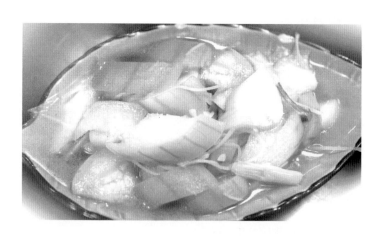

從避免吃進毒開始，

食材怎麼挑？怎麼買？

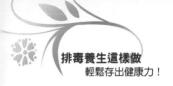

如何挑選合格安全的食材烹調

　　平時生活就很注重防毒的成功大學環境醫學研究所特聘教授兼環境微量毒物研究中心主任李俊璋喜歡在家烹調及用餐,愛到市場買菜、挑肉,以下是他遠離毒物的安心採買心得,分享供讀者參考。

要點1

向不同菜販買菜,分散風險

　　不同的菜販,進貨來源不同,可降低攝取到同類型的毒物,這是一種分散風險的作法。到超市買菜也一樣,要隨時更換不同的超市,不要固定在一家選購。

要點2

常上市場挑菜,多觀察比較

　　李俊璋教授以之前爆發浸泡低亞硫酸鈉的豆芽菜為例，很少上市場買菜的人，會以為豆芽菜沒有根部，顏色呈雪白色，口感較脆，但常逛市場、農夫市集的人，就會了解自然浸泡的豆芽菜有完整根部，莖部細瘦，呈淺褐色，有豆仁及綠色豆莢，因此，不會讓雪白豆芽菜進入家中。他鼓勵大家常上市場挑菜，多觀察，多比較，就會學習到防毒絕竅。

要點3
常查閱政府的農藥殘留公告

　　目前農委會、衛生福利部國民健康署官方網站定期會公布農藥殘留的最新資訊，可留意現階段哪一類的蔬果屬於高殘留農藥作物，要特別重視清洗過程，或避開食用。<u>根據過去農藥殘留紀錄，最常見的農藥殘留超標的有：葉菜類的小白菜、A菜、青江菜、茼蒿、油菜，豆莢類的豇豆、四季豆、豌豆、甜椒。</u>

要點4
正確清洗可洗掉農藥殘留

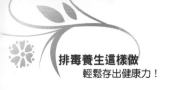

國內使用氮量高的化學肥料比例偏高，葉菜類易殘留硝酸鹽，硝酸鹽在胃腸道轉變為亞硝酸鹽與胺結合後，會形成強烈致癌物亞硝胺，會誘發肝炎、肝癌、胃癌、食道癌、鼻咽癌，李俊璋教授建議，<u>先用流動清水沖洗乾淨，再將蔬果浸泡在水盆中，以細微流動的清水沖洗10～15分鐘，由於硝酸鹽及農藥多為水溶性，浸泡之後，農藥會慢慢溶解，會清掉大部分的農藥殘留。</u>

🌾 要點5

少挑大魚、多選小魚

挑魚最怕選到含持久性的多氯聯苯、戴奧辛及有機汞，

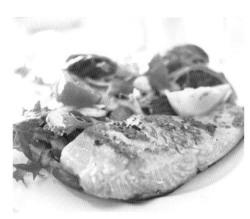

但外表看不出來，所以李俊璋教授會先將魚分類為切片魚（鮪魚、鱈魚、鮭魚、鯊魚、旗魚）及條魚，在切片魚中，<u>他會挑選鮪魚、鱈魚、鮭魚，但一星期只</u>

吃2次，絕不挑選鯊魚、旗魚，原因是有機化合物及有機汞偏高。至於巴掌大，不超過30分公的條魚，所累積的毒物很低，可天天食用。

 要點6

挑肉重視肉品標示

挑肉最擔心的是藥物殘留，為避免吃進過多抗生素，挑選時，李俊璋教授會特別留意是否有肉品生產履歷，這是一種「從產地到餐桌」的公開標示，消費者購買時可查閱到所有生產紀錄，包括從最初的品種、養殖、宰殺處理，再到肉品加工、流通、販售整個過程的相關資訊，採購時會更有選擇。

（採訪整理／梁雲芳）

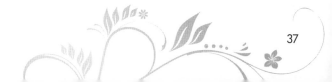

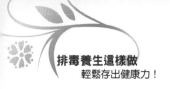

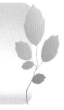

2-2

「無毒採買術」5個叮嚀

想料理豐盛大餐，如何挑對健康食材，避開一些毒素？中華民國居住安全健康協會理事長、腎臟科醫師江守山提出5個小叮嚀：

 叮嚀1

雞肉如果肉大骨小
當心含生長促進劑

雞肉建議採買肉與骨頭比例勻稱者。以雞腿為例，有些人喜歡買有大塊肉的雞腿，但江守山醫師指出，如果雞腿肉很大塊、骨頭很細，通常是吃了生長促進劑的雞或是肉雞。生長促進劑含有抗生素、荷爾蒙，能使小雞在一個月內長成肉很發達的大雞，但骨頭生長很慢，所以骨頭還是纖細，盡量不要挑選這類雞肉。

叮嚀2

三層肉比例需均勻

太瘦可能含瘦肉精

東坡肉、滷蹄膀是不少家戶喜歡的菜餚，江守山醫師提醒，採買時，要先觀察豬的三層肉，三層肉太瘦，代表豬吃了瘦肉精或餿水，買肥瘦比例均衡的肉，反而較安全。您也許會問，餿水不是給豬吃的嗎？江守山醫師解釋，餿水含有麴黴素，人吃了餵過餿水的豬肉，會產生肝腎病變，甚至有肝癌風險。

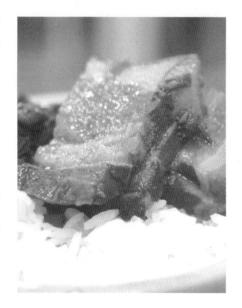

東坡肉或滷蹄膀熱量很高，為了心血管健康，享用時最好別吃肥肉的部分，只吃瘦肉及表層富膠質的皮即可，且一天不能吃太多，同時要多吃青菜，平衡一下。

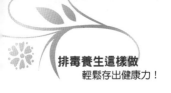
 叮嚀3

海參比鮑魚魚翅更好
無膽固醇且富含膠質

如果家族聚會或過年時想購買高檔食材：鮑魚、海參、魚翅，江守山醫師只推薦海參，因為海參無膽固醇且富含膠質，對健康有益。不過，海參建議用水慢慢泡發較安全，部分業者用鋁或磷酸鹽泡發海參，鋁可能導致失智症、磷酸鹽是常見的食品添加物，長期累積對心血管有害。

鮑魚通常為養殖的，飼料有加藥風險，過去曾發現業者在飼料中加入抗生素禁藥，因此除非檢驗通過，不然不建議食用。而魚翅不僅有害生態，魚翅的來源──鯊魚，是食物鏈頂端大型魚類，有汞含量過高的問題，更不適合食用。

叮嚀4

真假干貝難辨別！
真干貝耳附小肌肉

喜宴或年菜中常見的干貝，應該有成絲狀的纖維，從側面看得到一條一條垂直紋路，江守山醫師提供分辨真假干貝

的小祕訣：真的干貝，旁邊有附一塊耳朵狀的小肌肉，目前
市面上還未見仿造這小肌肉。

 叮嚀5

菇類仿肉質感
沒負擔更均衡

　　大魚大肉之餘，別忘了吃蔬菜使營養均衡；也可吃
菇類，有肉的質感，卻沒有肉的負擔。蔬菜中，地瓜葉、
過貓、川七，屬本土強勢物種，使用農藥機率低，食用最
安全。連續採收型的蔬菜例如豆科（四季豆、豌豆、菜豆
等），和青椒、彩椒，農藥殘留量較大，建議少吃。

　　江守山醫師建議，洗菜時，用流動的水沖去泥沙後，將
蔬菜泡小蘇打粉水5至10分鐘，再用流動的水洗淨，可多去除
5至10倍的農藥。

（採訪整理／胡恩蕙）

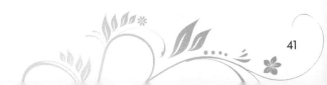

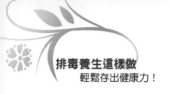

2-3

如何買魚？
「魚鰓紅」代表新鮮？

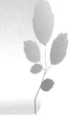

你都用魚眼是否清澈、魚鰓是否鮮紅等狀態來判斷魚的新鮮度嗎？小心！你已經掉進某些不肖魚販的黑心陷阱中，其實，上述情況都可被染色加藥偽造。到底該怎麼挑選魚類？《大家健康》雜誌特別請教中華民國居住安全健康協會理事長、腎臟科醫師江守山，以下是他挑選健康食材的祕訣：

撇步1
不買色澤太紅太白的魚
魚肉宜接近原色

買魚、驗魚、吃魚多年，江守山醫師對如何挑魚相當有心得。他分享，很多人買魚時，喜歡挑顏色鮮艷紅潤的魚，像鯛魚、海鱺等，顏色看似紅嫩新鮮，但他指出那是一氧化

碳處理過的顏色。一氧化碳和魚肉的肌蛋白結合會呈現紅色，即使肉質腐壞也不變色，而且一氧化碳處理後的變性蛋白，對人體有致畸胎性。

什麼樣的魚肉才安全？未經一氧化碳處理的魚肉，經過真空包裝、冷凍後，花紋呈現紅棕色，甚至偏黑，看起來好像不新鮮，其實是較安全的魚。

另外，很多媽媽會買鯽仔魚給小孩吃，江守山醫師說，未經處理的鯽仔魚，應該呈現透明灰色狀，但不少業者以雙氧水或吊白塊將鯽仔魚漂白，使鯽仔魚呈現賣相較好的白色。吊白塊含福馬林，已證實會導致鼻咽癌。

撇步2
煎煮魚皮易脫落
可能用過福馬林

是否看過市場魚販幫魚澆水？部分魚販會在水裡加吊白塊，魚放再久，魚眼不會混濁，鰓不會腥臭。還有魚販會將魚鰓上紅膏，維持魚鰓鮮紅色澤，增加賣相。

如何分辨灑過吊白塊的魚呢？江守山醫師提醒，用過吊

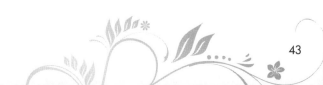

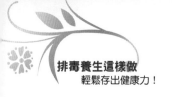
白塊的魚，藥滲透到魚肉內，煎魚時魚皮特別容易掉下來。
所以，當你發現某次煎的魚特別容易掉皮，下次別跟那家魚
販買魚了。

撇步3

拿魚頭，如果魚身平，直到魚尾才下垂
表示新鮮

魚眼、魚鰓、魚身的色澤都可能泡藥水染色仿造，讓人
難掌握魚的新鮮度，為此，江守山醫師傳授獨門判別祕訣：
拿起魚頭，如果魚身平平，直到魚尾才垂下來（如圖一），
表示魚夠新鮮；如果魚身到一半就垂下（如圖二），表示它

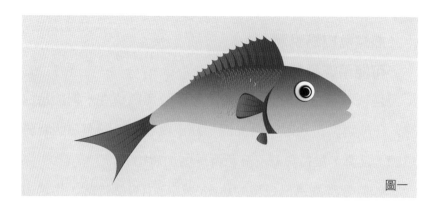

圖一

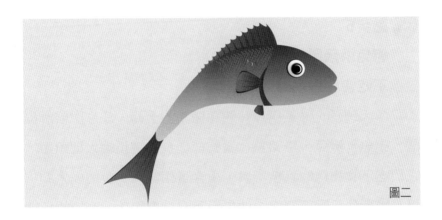

圖二

的肌肉蛋白已被分解，不新鮮。用這方法辨別魚是否新鮮，很難偽造。

 撇步4

魚鰓應有魚味或海水味
而非藥水味

判斷魚是否新鮮，還是用過藥，可把魚鰓掀開來聞。江守山醫師說，如果魚加過吊白塊，吊白塊滲入魚鰓，魚鰓內藥水味是去不掉的。如果魚鰓聞起來味道腐敗，代表不新鮮。如果魚鰓是魚味或海水味，代表魚新鮮安全。

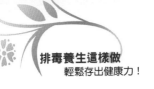

撇步5

避免汞殘留
不吃食物鏈頂端大型魚類

冬天到了，又是旗魚、鮪魚盛產的季節。江守山醫師提醒，旗魚、鯊魚、黑鮪魚、真鱈都是食物鏈頂端大型魚類，它們吃下食物鏈的累積毒素，汞含量相當高，會造成大腦損傷，影響幼兒腦部發育，他自己不吃這幾種魚。至於鮪魚罐頭，使用的是小鮪魚，不屬於食物鏈頂端，因此無汞殘留疑慮。

相較之下，鮭魚也不屬於食物鏈頂端，是較安全的魚。不過，市面上大部分鮭魚是養殖的，自然色應是灰色，有些業者為了讓鮭魚肉呈現討喜的橙紅色，會以斑蝥黃素染色，斑蝥黃素吃多了會傷害肝功能。江守山醫師建議，野生鮭魚肉是自然的橙色，這是鮭魚吃蝦、蟹所含類胡蘿蔔素的顏色，它的賣相不像染色鮭魚好，油花也不明顯，民眾購買鮭魚時，應該選擇接近野生的鮭魚較安全。

（採訪整理／胡恩蕙）

江守山醫師教你健康料理魚

外食的食材來源難以控制，為了食的安全，中華民國居住安全健康協會理事長、腎臟科醫師江守山甚至自己開了餐廳。對魚相當內行的他，建議魚的最佳烹調方式是蒸煮，好的海魚只要加蔥、薑、蒜、辣椒等辛香料，蒸一下就很好吃。江醫師提供兩道健康料理食譜：

◎ 清香樹子蒸魚（4人份）

材料

海鱺輪切250g、破布子16粒、破布子醬汁10cc、蔥1根、薑少許。

作法

1. 蔥、薑切絲備用，將海鱺輪切解凍後，放入盤內淋上破布子與其醬汁和薑絲。

2. 鍋內水滾，將作法1放入鍋內，大火蒸5分鐘關火，燜6～7分鐘後，一道簡單美味的海鱺料理就可上桌。

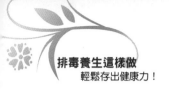

◎ 魩魚羹（3人份）

材料

魩仔魚100克、紅蘿蔔20克、蔥20克、香菇4朵、蛋1顆（只取蛋白）、鹽、黑醋少許、太白粉10克。

作法

1. 香菇泡水後切片，紅蘿蔔切絲、蔥切末備用。
2. 取一個湯鍋，加入1000cc的水，及作法1材料，以中火煮，再加入魩仔魚。
3. 用太白粉水勾芡，最後倒入蛋白，再以少許鹽、黑醋調味即可。

（採訪整理／胡恩蕙）

烹煮的鍋具要留意，
不要把毒吃下肚

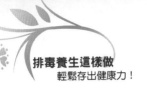

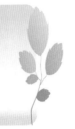

3-1

鍋具好好選
不要吃進重金屬！

　　鍋子種類多，想方便使用，且避免吃進重金屬，鑄鐵鍋、不沾鍋、不鏽鋼鍋……到底哪個適合？買了鍋，又該如何正確使用及養鍋？讓專家告訴你如何聰明選鍋、用鍋，照顧家人健康！

　　好鍋必須能耐高溫、耐酸鹼，但市面上很多金屬鍋都未標明材質，即使標上材質，也擔心焊接其他鋼材，以致民眾選鍋時無所適從。本次報導為你介紹6種熱門常見的鍋，不妨聽聽專家的買鍋心法，做為選鍋參考。

玻璃、陶、瓷鍋宜燉煮
不鏽鋼鍋最適合熱炒

中華民國居住安全健康協會理事長、腎臟科醫師江守山

說，鍋具的影響超過多數人的想像，嚴格說來，家庭使用的鍋具，要符合安全又耐熱、酸、鹼的前提，只有玻璃鍋、陶鍋與瓷鍋，且陶鍋、瓷鍋只限定使用「釉下彩」的材料；用來熱炒的只建議「複合金」的304、316不鏽鋼鍋。以下針對常見的鍋子做說明：

1. 玻璃鍋、陶鍋、瓷鍋

這三種鍋導熱慢、蓄熱久，適合用來燉煮，因為不是金屬而相對安全。

2. 不鏽鋼（複合金）鍋

「複合金」指的是不鏽鋼的外層，內包鐵或銅，利用銅或鐵導熱快的原理，製成適合快炒的不鏽鋼鍋。一般建議編號304、316的較無使用上安全的疑慮，但要怎麼辨認？江守山醫師買鍋具跟其他不鏽鋼製品時，會留意以下細節：

★撇步1 》看顏色：將多款不鏽鋼製品拿在白燈下比，最普遍、便宜的200系列呈現淡藍白光，而304、316卻隱隱散發出淡黃光。

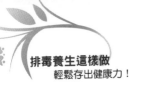
★撇步2》用磁鐵測試磁性：304、316中加入比例較高的鎳，鎳本身有反磁性，一般磁性弱，不易被磁鐵吸住。不過，有些不鏽鋼製品經過加工處理，可能產生「微弱磁性」，因民眾難以得知加工方法與過程，最好盡量選擇廠商有明確標明304或316，且實測後不吸磁的產品。

用是否有磁性來檢測是否為優良的不鏽鋼製品，是準確率高的初步檢驗方法，尤其是遇到鏡面的製品，其在不鏽鋼外層又鍍了鉻或經過研磨，此時更難用肉眼看出色澤，這時就需使用磁鐵來判斷。不過，有些複合金的不鏽鋼鍋，因為內包銅或鐵，就算外層是好的不鏽鋼，也可能吸住磁鐵。

值得注意的是，有些湯匙或鍋子，有焊接過的痕跡，經磁鐵一試，發現接觸火或熱食的部分是304或316的鋼材，另一段卻是200系列或其他鋼材，這種焊接過的鍋子，是廠商想省錢，又想標榜304、316鋼材之下的產物，江守山醫師呼籲民眾不要買，因為焊料裡含的「鉛」毒性非常強，接觸熱後很容易融到食物裡。買這種焊接的產品，倒不如用一般200系列還比較安全。

（採訪整理／葉語容）

超級比一比，鍋具優缺大比較

鍋具類型	優點	缺點	挑選技巧
玻璃、陶鍋、瓷鍋	專家最推薦的材質，蓄熱較久，適合用來燉煮，且不必擔心吃進重金屬。	導熱比金屬鍋慢，不適合快炒。此外，可能因使用不當而碎裂。	
不鏽鋼鍋	金屬導熱快，適合快炒。	若無法分辨鍋具材質，易將重金屬物質吃進體內。	盡量選擇廠商有明確標明304或316編號，且實測後不吸磁的產品。

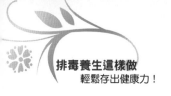
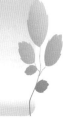

3-2

用小蘇打「開鍋」
鍋子出現彩虹紋就該丟

　　很多不鏽鋼製品剛買時，廠商都會貼心附一張卡片，告訴你用醋水開鍋，但中華民國居住安全健康協會理事長、腎臟科醫師江守山建議使用「3％濃度的小蘇打水」或「麵粉水」開鍋，而家事達人楊賢英則建議用「洗米水」來開鍋。

　　長期關注居家安全健康的江守山醫師分析，<u>開鍋主要是要去掉廠商研磨金屬時使用的「工業用油」，油用醋這種酸性物質去不掉，要用鹼性的小蘇打水，使用烘焙用的蘇打粉即可，或澱粉類的麵粉水也可以。用醋或中性清潔劑開鍋，無法完全去除殘留的工業用油，最後工業用油很可能仍被吃下肚。</u>

 開鍋的步驟是：

Step1》 鍋子盛裝「3％濃度的小蘇打水」或「麵粉水」或「洗米水」（3種擇1）。

Step2》 以小火煮20分鐘以上，不需沸騰。

Step3》 將水倒掉，以清水洗淨風乾。

除了鐵鍋之外，都可使用此方法。至於鐵鍋，洗淨後還需再用小火烤一次、抹油。

另外，江守山醫師提醒，當金屬鍋具邊緣呈現不規則的彩虹紋路，表示鍋體表層的保護層已失去作用，鍋體內的過度金屬元素已釋出，這時一定要換鍋子了！

1.銅鍋

純銅鍋的導熱快、市價約2～5萬元不等，因為容易燙傷、售價又高，不太適合一般家庭使用，不過，飯店的西廚做甜點時，有些餅皮需要用到銅鍋。

2.鐵鍋

純鐵鍋有輕有重，優點是導熱快。輕的鐵鍋可用來熱炒、滷、煮，也是最便宜的鍋，幾百元就買得到。重的鐵鍋

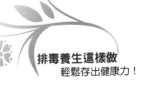

因質量較大，能比輕鐵鍋蓄積更多熱量，所以除了具有鐵導熱快的特質之外，溫度的波動也比輕鐵鍋小，恆溫的優點能使食物較美味。

不過，江守山醫師不建議使用鐵鍋的原因，除了容易燙傷之外，還有鐵鍋易生鏽，若要避免生鏽就要勤「養鍋」，使用上比較麻煩。

另外，即使在「未生鏽的正常使用下」，鐵鍋溶出的鐵離子含量，也會「傷害男性」的健康，進而引發鐵攝取過度的相關疾病，其中一種就是增加「心肌梗塞」的機率，所以這種「只有女性能常用」的鍋，也算不上好的家用鍋。

🍒 3.鑄鐵鍋

家事達人楊賢英說，市售鑄鐵鍋的主要訴求是保溫效果好，較適合用來燉煮。其他方面與一般鐵鍋差異不大。江守山醫師分析，這是一種特別厚重的鐵鍋，跟一般的鐵鍋差異是在質量上。

一般而言，金屬器具的製造法分為鑄造跟鍛造，市售的鐵鍋幾乎都是鑄造。所謂鑄造，是指將鐵加熱成液態，再灌

入模具中讓它冷卻成型，鑄鐵鍋因此得名。至於鍛造，則常見於日本的刀具。

鐵鍋如何「養鍋」？

家事達人楊賢英分享鐵鍋的養鍋法如下：

每次使用完→以清潔劑＋軟質鬃刷或天然菜瓜布洗淨→將水擦乾→在爐火上烤乾→抹上食用油→收納

如果沒有這樣做就收起來，殘餘的水易造成鍋子生鏽，生鏽了去除鏽斑還可以用，但也可能有殘餘鏽斑融入食物的風險，所以為了保險，建議生鏽了乾脆換個新的鍋。也就是說，買鐵鍋一定要每次耐心做養鍋步驟。中華民國居住安全健康協會理事長、腎臟科醫師江守山分析，吃進生鏽的鐵不會立即致命，但有鐵攝取過量之虞，其中一種風險就是前面提過的心肌梗塞。

★若鐵鍋生鏽了可以這樣處理：

用少許中性清潔劑＋軟質鬃刷或天然菜瓜布洗淨→共刷洗2或3次→擦乾水後在爐火上烤乾→抹上食用油→收納

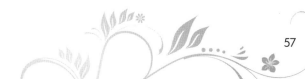

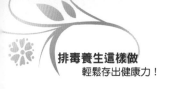

毒物教授分享「鐵鍋」保養法

成功大學環境醫學研究所特聘教授兼環境微量毒物研究中心主任李俊璋經常下廚，家裡使用的是鐵鍋，對於保養鐵鍋有獨到訣竅。

★訣竅1： 新鍋買回洗淨後，先用小火烘乾，再塗上一層沙拉油，靜放一晚，第二天再洗掉沙拉油，新鍋會變得好用。

★訣竅2： 新鍋使用2個星期後，如上步驟，連續保養3、4次，自此以後，新鍋就很上手。

★訣竅3： 鐵鍋煎煮原則是「熱鍋熱油」，以煎魚為例，熱鍋熱油後，就不會沾鍋。

4.琺瑯鍋

　　琺瑯鍋就是在鐵之外包上一層琺瑯表層，江守山醫師較擔心的是它的外圍一圈包邊是由鐵製成，容易鏽蝕而形成氧化鐵，氧化鐵被人吃下肚之後，會引起各種鐵過量的疾病，如心肌梗塞，其中男性比女性更容易發生。

（採訪整理／葉語容）

1分鐘快速挑選適合的鍋具

市面鍋具材質琳瑯滿目，功效、優缺點大不相同，簡單教你如何快速挑選適合自己的鍋具。

鍋具名稱	優點	缺點
銅鍋	可用來製作甜點、餅皮，能夠快速導熱。	升溫快，容易燙傷，不適合一般家庭使用。
鐵鍋	重量選擇多、價格較便宜，且可多功能使用；同時具有快速導熱、恆溫的特質，溫度波動較小。	因導熱快、溫度高，使用時不小心易燙傷；鐵鍋也容易生鏽，若要長久使用，必需勤養鍋。另外，在未生鏽的情況下，使用鐵鍋也會溶出鐵離子，可能傷害男性健康，且增加心肌梗塞機率。
鑄鐵鍋	保溫效果好，適合用來燉煮。	重量比鐵鍋厚重許多，價格較貴。
琺瑯鍋	在鐵之外包上一層琺瑯表層，較不易生鏽。	琺瑯鍋的包邊為琺瑯層，若經過鏽蝕，會形成氧化鐵，吃下肚容易引起鐵過量的疾病。

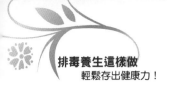

3-3
氣炸鍋、壓力鍋
如何正確使用？

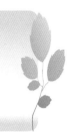

　　想要輕鬆做出美味料理嗎？市面上推出氣炸鍋、壓力鍋等料理小幫手，使用這些鍋具要注意什麼？方便輕巧的不沾鍋、鋁鍋，真的少用為妙嗎？哪些安全上的疑慮，你該知道！

氣炸鍋
將食物切厚能避免油爆

　　中華民國居住安全健康協會理事長、腎臟科醫師江守山說，氣炸鍋內雖有金屬塗料，但因為有溫控，能將溫度控制在260度之下，不會破壞塗層，所以還算安全。

　　家事達人楊賢英提醒，使用氣炸鍋，要留意比較薄的食物，因這易讓氣炸鍋的網子堵塞而造成危險，例如：薄甜不

辣、蝦餅、洋芋片等，所以預防氣炸鍋
油爆的方法，就是將食物切厚一些，另
外使用的時候，不要離鍋子太遠，以便
食物沾黏時可立即處理。

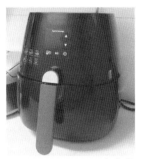

氣炸鍋

壓力鍋

每3～5年要更換墊片

購買壓力鍋最好保留原廠的聯絡方式，使用3～5年後需
更換一次零件，尤其是鍋蓋上的墊片跟鍋內的墊圈，即使不
使用仍會氧化變硬，若不更換，可能使用上會造成危險。

不沾鍋

避免乾燒，以免生毒素

不沾鍋是最方便卻又危險的鍋，最需注意的是，<u>不沾鍋
「不耐高溫、禁用大火」，不能拿來熱炒、煮湯。</u>

江守山醫師分析，<u>不沾鍋多以「鐵氟龍」為塗料，這種
塗料不耐高溫，只能耐熱到260℃，鍋子只要乾燒3分鐘就會
產生毒素。</u>成功大學環境醫學研究所特聘教授兼環境微量毒

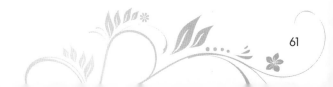

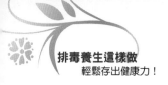

物研究中心主任李俊璋建議，不要選擇有塗料的鍋具，看到鐵氟龍的標示，要拒絕購買。

江守山醫師強調，鐵氟龍產生的毒物「氟鋅酸」，在美國已被驗出人體內普遍含量超標，臺灣若做這種檢驗，結果可能差不多，「氟鋅酸的問題遲早會爆發」！

楊賢英說，不沾鍋有不沾黏、好清洗的特性，適合用來訓練廚房新手，使用不沾鍋來煎蛋、煎魚，都較易成功。不過，如果是常用的不沾鍋，即使表面依然完好，建議最慢一年就要換新，以免吃下殘留的毒物。

楊賢英提醒，不沾鍋只能使用「木鏟」，若用金屬鍋鏟會刮下不沾鍋表層的鐵氟龍塗料，會讓人吃下重金屬！有些家庭聘請外傭，疏於溝通，外傭竟用鋼刷清洗不沾鍋內裡，恐已吃進許多重金屬！

不沾鍋的另一項特點，就是不必放太多油，也「不可以」用太多油，不沾鍋的清潔方法只能用濕布、軟質海棉擦洗，或使用少量中性清潔劑，及熱水浸泡，這些清洗法很難洗掉厚油垢，容易使汙垢殘留，因此只要炒重油、重調味料的菜餚，也不宜使用不沾鍋。

🍒 商家最愛——鋁鍋

嚴禁煮酸性食物

最常見的鋁鍋是日本的「雪平鍋」，顏色偏黃、鍋體小、接近底部之處可見幾圈圓形凹洞，臺灣小吃店常用來烹煮麵食，因它導熱快、省瓦斯，成為商家的最愛。

「鋁」也曾掀起一波食安疑慮，江守山醫師分析，臺灣有12％，也就是270多萬名「腎功能不全」患者，和40萬的阿茲海默氏症患者，禁止食用過量的鋁，這300多萬的患者建議嚴禁用鋁鍋，外食時也務必嚴格避開使用鋁鍋的商家。

鋁鍋最大的危險，是只要烹煮含酸的食物，像是：番茄、泡菜、檸檬、醋等，就會溶出「大量」的鋁。而鍋表層的氧化鋁，只要刮杓一刮就很容易剝落、融入食物。過量的鋁除了不利上述病患之外，對一般人也會造成腹絞痛、暴力傾向、智力傷害等嚴重問題。在家若要用鋁鍋，也切記不能煮酸性食物。

（採訪整理／葉語容）

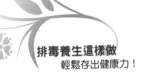

排毒養生這樣做
輕鬆存出健康力！

使用鍋具，不可忽略的事

鍋具種類	注意事項
氣炸鍋	1.溫度控制必須在260度以下，避免鍋子塗層被破壞。 2.留意較薄的食物，如甜不辣、蝦餅，避免將氣炸鍋的網子堵住。 3.將食物切厚一些，能避免油爆發生。
壓力鍋	使用3～5年後，必須更換鍋蓋上的墊片、鍋內的墊圈，即使沒使用也會氧化變硬需更換，以免發生危險。
不沾鍋	1.鍋面使用鐵氟龍做為塗料，使得鍋具不耐高溫，且不能乾燒。 2.若乾燒3分鐘後，會產生有毒物質「氟鋅酸」，長期使用恐會致癌。 3.清洗、使用時需注意，勿刮傷鍋面，以免吃進過多重金屬。
鋁鍋	1.若用來烹飪酸性食物，如番茄、檸檬、醋，會溶出大量的鋁，且鍋子表層的氧化鋁，用刮杓一刮，就很容易剝落，食用後會腹絞痛、易有暴力傾向或傷害智力。 2.「腎功能不全」、「阿茲海默症患者」須避開鋁鍋。

無毒的居家生活
怎麼做？

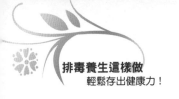

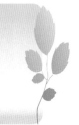

4-1
居家防「毒」
要懂的３大關鍵

除了毒食物，生活中還充斥著許多有毒物質。為了照顧自己及家人健康，現在起認清毒物，展開防毒大作戰，不讓毒素再越雷池一步！

你知道生活周遭還存在很多毒物嗎？包括來自大氣、水域、土地、放射等污染，過去我們並沒有特別關注空氣中的懸浮微粒、臭氧層破洞、除草劑、輻射線、重金屬等各式污染物，縱使新聞有報導，總覺得距離我們遙遠，很少放在心上，等到每天吃的食物、用的物品、穿的衣飾一一被挖掘出來「含毒」，才開始覺得事態嚴重，原來我們每分每秒都在「與毒共舞」。

人與自然息息相關，環境污染物有多恐怖？癌症希望基金會2014年9月份公布淋巴癌的最新數字，發現2003年罹病人

數約千例，到了2011年增加近3000例，不到十年，罹癌人數增加近2倍。淋巴癌一向被視為「沉默的癌症」，被認為跟接觸環境毒素有關，當環境中的毒素愈來愈多，淋巴癌人數便快速增加。

 防毒關鍵 1

放下驚恐，提高警覺

中華民國毒物學學會祕書長、臺大醫學院毒理學研究所醫師副教授姜至剛表示，毒理學之父帕拉塞爾斯（Paracelsus），早在16世紀時，就對「毒物」做了清楚闡述：「所有物質都是毒物；沒有一樣物質不是毒物，只有正確的劑量才能區分毒物與良藥。」究竟是毒物，還是良藥，是一體兩面的思維，與其對毒物極度恐懼，終日惶惶不安，還不如用正面積極的態度面對。

美國大學的兄弟會曾舉行一個宗教儀式，瞬間強灌一位會員7公升水，結果造成他水中毒死亡。水是生命必須物質，一時間喝太多水，竟影響到生命安全；同樣的，銅、鉻、錳是身體必需的微量元素，劑量太低會失衡，劑量太高會中

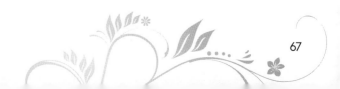

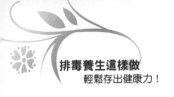

毒，佐證了所有東西都是有毒物質，差別在於劑量、濃度及曝露時間，只要能夠找到共存原則，便可活得健康、安全。

姜至剛醫師舉例，台灣有五大毒蛇，人人畏懼，但毒蛇的毒液卻是醫藥至寶，蛇毒大師李鎮源教授窮盡畢生之力，從研究蛇毒開始，研發出許多抗血栓用藥，所以他呼籲，面對毒素不要慌亂，掌握劑量、濃度及暴露時間的計量效應概念，就能坦然與毒相處。

人從出生開始，食、衣、住、行、育、樂都與工業化的產物脫離不了關係，要完全不接觸有毒物質很不容易，不過，姜至剛醫師鄭重地呼籲，<u>不要過度驚恐，人體具有保護及修復機制，只要適時、適地、適量正確使用，且做好棄置有毒物品的配套措施，就能在最大安全範圍內使其不產生危害。此外，還要提高警覺，儘量降低攝入的量，就能減少毒害發生的機率。</u>

🌿 防毒關鍵 2
熟記環境毒物，盡量少用

很多人一聽到環境污染物就排斥，不願意了解，其實環

境污染物本就是大自然的產物，有些是天然毒物，有些是高度工業發展下的產物，不會完全消失在環境中。

姜至剛醫師舉塑化劑的例子，其功能為軟化塑膠、以利塑型，許多產品都有其蹤跡，像媽媽最常買給孩子玩樂的塑膠地墊、塑膠書本，就含有塑化劑，只要孩子不小心舔了一下，身體就攝入不少塑化劑，長期下來，蓄積的塑化劑就可能對身體造成危害。

成功大學環境醫學研究所特聘教授兼環境微量毒物研究中心主任李俊璋曾做過一項追蹤研究，同樣也發現<u>減少以塑膠杯盛裝飲料、多洗手的小女生，其尿液中塑化劑代謝物的含量，比受試前減少達79～97%</u>，所以為了健康，一定要多了解環境毒物，且盡量少用。

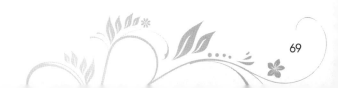

防毒關鍵3
勿因小失大，評估加乘效果

生活毒素很多，且隱身在各處，有些人會謹慎避免，像自備碗筷，不用免洗筷、紙碗，也會少用塑膠水壺，吃有機蔬果，實踐無毒生活。不過，仍有不少人常用塑膠袋裝熱

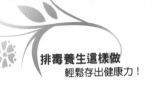

麵、熱湯回家食用，或讓孩子用彩色吸管喝飲料、常吃洋芋片，或微波食物時常用保鮮膜，或愛用上漆的筷子夾菜，或常使用不怕摔破的美耐皿碗盤。（哪些餐具要小心？請見第76頁「你用的餐具安全嗎？５個NG行為STOP！」）

　　姜至剛醫師指出，每一個行為看似小NG，但加總後的綜合NG效果可能不是1＋1＝2這麼簡單，若是混合評估後，可能1＋1≧5，畢竟混合後的毒物或許有加乘效應，從小處避毒，且在能力範圍內減毒，就能避免釀成大毒，難以處理。

（採訪整理／梁雲芳）

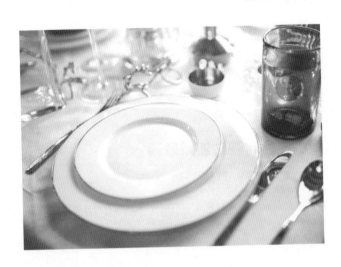

4-2
全面搜查生活周遭的「毒」！

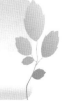

　　甲醛、揮發性有機物、鉛、汞、雙酚A、塑化劑等環境毒素隨處可見，以下整理出居家常見的污染物，讓你更容易記憶，盡量遠離！

　　環境毒素很廣泛，但最貼近生活且直接影響身體健康的污染物一定要留意，需時時警覺，才能降低毒素蓄積體內。以下是居家生活最常見的污染物，這些污染物常隱身在各式生活用品中，譬如：塑化劑會隱身在塑膠袋、塑膠容器、塑膠地墊、保鮮膜中，這些用品的確帶給人們便利性，但仍需減少長期暴露及使用，且避免孩童將塑膠製品放入口中，食入過多塑化劑。

（採訪整理／梁雲芳）

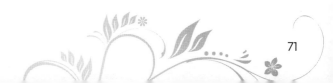

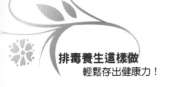

認識生活中的「有毒物質」

室內空氣污染物

污染物	污染物來源	健康影響
甲醛	膠合木板（三合板、粒合板、纖維板）及家具、含尿素甲醛發泡絕緣材（UFFI）及塗料。	誘發異位性皮膚炎、過敏性鼻炎、氣喘、呼吸道敏感、眼睛過敏、鼻子和咽喉敏感、抵抗力不足、呼吸功能損傷、癌症、染色體受損等。
揮發性有機物	家庭化學製品和產品（殺蟲劑、油漆、溶劑、膠黏劑、清潔劑和蠟、空氣清淨劑、織品保護劑、含氯漂白劑、乾洗劑）及菸草燃燒過程也會產生。	引起頭痛、眼睛痛，刺激呼吸道，且可能破壞神經系統，影響肝腎功能。另外可能引起癌症、染色體損傷等。
石綿	管線及導管的絕緣包覆、火爐墊片、天花板、地板、隔熱片，以及受損的絕緣、耐火或隔音材質。	導致肺癌、矽肺病、間皮細胞瘤。
微生物污染物	包含黴菌、霉、真菌、細菌、病毒、塵蟎。來自潮濕牆壁、天花板、地毯、家具，以及保養不良的除濕機、空調、寢具。另外寵物一樣是微生物污染物來源。	造成異位性皮膚炎、過敏性鼻炎、氣喘、呼吸道敏感、眼睛過敏、鼻子和咽喉敏感、抵抗力不足。

土壤、水污染物

污染物	污染物來源	健康影響
鎘	鎘是提煉鋅的附產品，經常作為鎳鎘電池、染料、塗料色素及製造塑膠安定劑。如果製造工廠排出的廢水未經妥善處理，排入灌溉渠道或河流，就會使農地、河水受到鎘的污染。鎘容易被稻米、蔬菜吸收。台灣曾發生多起鎘米污染事件。	鎘進入人體後，會沉積在肝腎，引起肝腎功能受損，長期會有軟骨症、全身疼痛。
鉛	鉛在生活中的使用很廣，玻璃、水晶、鍋具、陶瓷彩釉、中藥粉、水管，連大骨湯中都有其蹤跡。	引發腎功能損傷、尿毒、高尿酸、痛風。
汞	汞是俗稱的水銀，和汞有關的物品眾多，老祖母常用的八寶散、補牙銀粉、汞合金牙材、鏡子、溫度計、電池、水銀燈等。汞會透過飲食或吸入進入人體，像吃大型鯊魚、旗魚、鮪魚等深海魚，都可能吃到汞毒。	阻礙大腦發育、引起神經性病變。

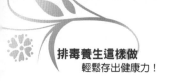
環境荷爾蒙

這是對任何生物有生殖方面影響的「假」荷爾蒙物質，會使幼體發育延遲、精蟲數目減少。

污染物	污染物來源	健康影響
雙酚A	雙酚A是化工原料，常見於傳真、電子發票、標籤、票券等感熱紙、奶瓶、水壺、食品罐頭內膜、CD、可微波食品容器、防火材料、黏合劑、冰箱、運動用品、醫療儀器、家用電子產品等。	對人體生殖、消化、泌尿系統有危害。
塑化劑（如鄰二甲苯類phthalate）	是塑膠添加劑，用途廣泛，如：嬰兒奶瓶、嬰兒磨牙器、奶嘴、保鮮膜、指甲油、香水、髮膠、沐浴乳、乳液、妊娠紋霜、口紅、塑膠容器、可微波的塑膠便當、塑膠袋、塑膠餐具、塑膠地板、塑膠鞋。	提高罹患乳癌、子宮內膜癌風險，增加孩童性早熟、過敏及氣喘風險，增高成人不孕症機率。

壬基酚（NP）及壬基酚聚乙氧基醇（NPE）	是一種非離子型界面活性劑，製造塑膠、染料、油漆、潤滑油、金屬加工、清潔劑、潤濕劑時所添加的物質。	會引發乳癌、前列腺癌、睾丸癌、子宮內膜異常增生，降低生殖力、抑制免疫力，引起神經行為改變。
多氯聯苯	大多用於電容器、變壓器的絕緣體，以及熱媒、塗料、無碳印刷等。目前已被禁用，但多年前生產的相關設備，並無全部追回管制及封裝隔離。	影響腦部和內分泌系統，會遺傳給下一代，恐有引發肝癌和胃癌之虞。
戴奧辛	俗稱世紀之毒，共有210種化合物，燃燒或製造含氯物質時，所產生的無色、無味、毒性很強的脂溶性化學物質，會存在空氣、土壤、底泥中，藉由呼吸、食物攝取進入身體，會安定地存在動物脂肪內，無法分解。	引發皮膚痤瘡、神經系統遲緩、肝臟機能異常、淋巴腫瘤、生殖系統病變、胎兒缺陷等。

製表人：梁雲芳

參考資料：行政院環境保護署網站、財團法人全民健康基金會、綠十字健康網等

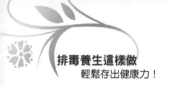
4-3

你用的餐具安全嗎？
5個NG行為STOP

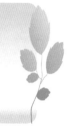

　　人每天都必須飲食，為了健康，不斷地追求營養與均衡，但你可曾留意三餐使用的餐具是否安全、沒有健康疑慮？本篇帶你一一檢視，一旦發現NG行為，立即修正，千萬別再重蹈覆轍！

　　別以為「病從口入」只有食物而已，烹煮食物的鍋碗瓢盆、進食的餐具所隱藏的毒素，一樣會讓我們在不知不覺中吞下有害物質。中華民國毒物學學會祕書長、臺大醫學院毒理學研究所醫師副教授姜至剛解釋，<u>飲食行為引起急性中毒的機率不高，但長期蓄積毒素，一樣會損害身體健康，所以預防毒從口入，比事後排毒更為重要。</u>

 NG行為 1 》彩漆筷子好漂亮

當心吃進重金屬毒物

有些人很愛用有造型且色彩繽紛的餐具，認為餐桌上擺放精緻圖案的餐具，會增加用餐氣氛，只是漂亮的餐具不代表安全。

像筷子，是用餐時不可或缺的器具，最常用的材質有竹筷、木筷、彩漆木筷、塑膠筷、金屬筷。<u>無毒無害的筷子是天然材質製造的竹筷、木筷，不過容易發霉，應保持清潔乾燥，3～6個月需定期更換。</u>購買時，一定要詳細檢查是否標示「竹筷」、「××木」（如檜木），或有檢驗證明，可再觀察有無天然纖維結構。<u>彩漆筷子有塗料，含有重金屬鉛及有機溶劑苯等物質，具有致癌性，姜至剛醫師不建議使用，以免吃進重金屬毒。</u>

塑膠筷是塑膠製品，色彩千變萬化，很受人喜愛，但質感脆弱，硬度不夠理想，而且受熱後容易變形，會對人體產生有害物質，能不用就不要用。<u>金屬筷子是不錯的選擇，不會生鏽又好洗，</u>姜至剛醫師強調，<u>要選用編號304的不鏽鋼筷，</u>內含鉻和鎳兩元素，比例完美，使其有強大耐氧化、耐腐蝕功能，受熱後不會釋出有毒物質。

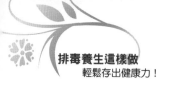
🌿 NG行為 2 》美耐皿耐用摔不破

當心吃進三聚氫胺

美耐皿耐高溫、耐摔,受到家有孩童的主婦們喜愛,被廣泛製成湯匙、飯碗、湯碗、湯勺、餐盤,但美耐皿是三聚氰胺與甲醛聚合後的製品,<u>盛裝60℃以上的食物,會釋放微量三聚氰胺,長期暴露,恐提高腎臟結石、泌尿系統結石及致癌風險。食用涮涮鍋時,建議可自備鐵湯匙或瓷湯匙,避免使用美耐皿湯勺,喝進毒湯!此外,也避免給孩童使用美耐皿餐具。</u>

🌿 NG行為 3 》顏色鮮豔的碗盤真好看

當心殘留釉毒

陶瓷餐具若有彩繪,色彩鮮豔很美觀,但釉彩含有鉛、汞、鎘等重金屬,鎘、鉛易引起內臟中毒,汞會造成神經病變,成功大學環境醫學研究所特聘教授兼環境微量毒物研究中心主任李俊璋建議使用白色磁盤,或選用內壁沒有彩繪的碗盤。

NG行為 4 》保鮮膜隨手用

當心不加熱也溶出塑化劑

　　保鮮膜材質有三種，PVC（聚氯乙烯）、PVDC（聚二氯乙烯）、與PE（聚乙烯），李俊璋教授表示，保鮮膜與食物接觸，即使不加熱也可能溶出塑化劑，若被加熱，更會釋出大量塑化劑，因此主婦使用微波爐熱菜、熱飯時，要避免將保鮮膜蓋在碗盤上，最好改為蓋上磁盤加熱。

NG行為 5 》耐熱塑膠盒真方便

當心有毒物質從刮痕中溶出

　　有些主婦會用微波專用的塑膠便當盒或塑膠保鮮盒，這類塑膠材質可耐120度，但若清洗時產生刮痕，加熱時，極易溶出有毒物質，李俊璋教授建議，最好改用玻璃便當盒或保鮮盒，避免長期接觸有毒物質。

（採訪整理／梁雲芳）

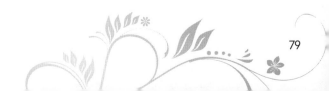

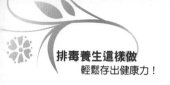

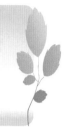

4-4
清洗餐具
如何不殘留洗碗精？

　　用洗碗精洗碗，家庭主婦最擔心的是界面活性劑的成分殘留在餐具上。想快速去掉油垢，新聞報導建議，將清潔劑加入溫水中，再放入碗盤浸泡20分鐘再洗，不經令人好奇用此種洗法，是否洗碗精也較不容易殘留？到底如何清洗才能洗得乾淨、用的安心？

　　<u>洗碗精的洗淨力是添加界面活性劑的作用，水和油是兩種具有排斥作用的物質，所以一定要透過第三物質的力量，讓清水與油污互相融合，</u>污垢才會被清水沖掉，界面活性劑就是擔任融合的角色。界面活性劑有分「石化合成」及「萃取自天然植物」兩大類，前者進入身體後不易代謝，蓄積體內後會引發慢性毒害，有危害健康之虞，而且還會衝擊到整體的環境生態。後者對生物無毒害，進入環境生態鏈後，會

被微生物高度分解，有利環境的良性循環。

目前界面活性劑的分解度是採用「微生物分解消化百分比」做標準，依照CNS4984國家標準的百分比，分解度愈高，表示界面活性劑原料成分愈天然，清潔劑安全性愈高。申請環保標章的條件是洗碗精的生物分解度需高達90％以上。

 ## 「壬基酚」對人體有害
應避免選用此成分

市面上洗碗精這麼多，該如何選購？成功大學環境醫學研究所特聘教授兼環境微量毒物研究中心主任李俊璋表示，以往洗碗劑使用的界面活性劑是壬基酚，這是一種環境荷爾蒙，長期與壬基酚接觸，可能會降低免疫力及生殖能力。

環保署已從2008年開始列管壬基酚為「第一類毒化物」，家用清潔劑禁用壬基酚（nonyl phenol），會定期抽檢，所以使用壬基酚製成洗碗精的數量已降低，但還是有些地方或直銷品牌的清潔劑會使用。

李俊璋教授呼籲民眾選購洗碗精時，要詳看標示，若看

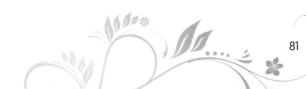

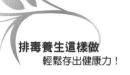

到壬基酚或英文nonyl phenol的標示，一定要拒購。

　　很多人以為用洗碗精加溫水就可以快速去掉油垢，李俊璋教授說明，洗碗精中界面活性劑的作用，本來就是分離油垢，不必加熱水也會洗得乾淨，比較令人擔心的是，用洗碗精洗完餐具後，會在餐具上留下一層清潔劑的薄膜，他的做法是把清洗完的碗盤放進烘碗機，烘30～40分鐘，薄膜自然會遇熱消除。

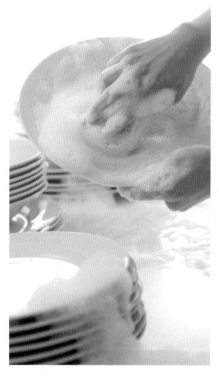

（採訪整理／梁雲芳）

天然清潔劑　自己動手做

要享有無毒生活，可以用天然洗劑取代化學洗劑。不少民眾會用黃豆粉、茶粉及液狀無患子取代洗碗精，但這些粉狀洗劑因顆粒大，容易沉積在水管或排水溝裡形成堵塞，排放到河川裡，也可能讓河川優氧化，所以不是很理想。以下是目前廣受大眾喜愛的其它天然洗碗精，不妨試試。

【天然清潔劑DIY】

天然洗碗精	原理及製作方式	用途
洗或泡的米水和煮麵水	・浸泡米的水或洗完米的米水，不要倒掉，可存放起來當清潔劑。	可清洗碗盤、玻璃杯、馬克杯、不繡鋼杯等餐具。
小蘇打水	・又稱碳酸氫鈉（$NaHCO_3$）或重碳酸鈉，是弱鹼性物質，具有中和酸性油污、消除臭味、軟化水質作用。 ・小蘇打粉可到藥局、食品行或量販店購買，用3大匙小蘇打粉加上500CC水，均勻攪拌後，就是小蘇打水。	可清洗碗盤、玻璃杯、馬克杯、不繡鋼杯等餐具，以及廚房鍋具。

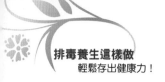

天然洗碗精	原理及製作方式	用途
白醋水	・是弱酸性物質。 ・白醋可到商店購買，用1：2的水稀釋，就是白醋水。	可清洗碗盤、玻璃杯、馬克杯、不繡鋼杯等餐具，以及廚房鍋具。
檸檬汁或檸檬酸	・是弱酸性物質。 ・將檸檬擠約1杯的檸檬汁，可添加小蘇打粉，或白醋，或蘆薈，再加少許水混合成糊狀或液狀清洗污處。 ・檸檬酸可在藥局或化工行購買。	可清洗碗盤、玻璃杯、馬克杯、不繡鋼杯等餐具，以及廚房鍋具。或加入洗碗槽內去除污垢。
柚子皮橘子皮檸檬皮洗碗精	・將檸檬皮、柚子皮、橘子皮蒐集到一定分量後，加水煮20分鐘，再添加200：1比例的小蘇打粉，就是天然果皮洗碗精。	可清洗碗盤、玻璃杯、馬克杯、不繡鋼杯等餐具，以及廚房鍋具，也可清洗排油煙機或瓦斯爐。

三餐外食，怎麼挑才能顧到健康？

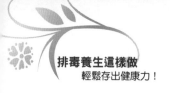

5-1
吃對活力早餐的方法

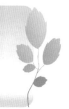

　　一日之計在於晨，早餐是一天當中最重要的一餐，只是忙碌的現代人常來不及準備，匆忙之間該怎麼吃出活力？又該怎麼吃才能真正吃得營養，而非只是滿足口腹之慾、填飽肚子，卻沒攝取到該有的營養？且看營養師的建議，準確掌握早餐攝取原則，一早就有旺盛精力與充足體力！

早餐地雷1
精緻的醣類，吃了讓人昏昏欲睡

　　肯尚健康管理中心執行長暨營養師陳韻帆說，早餐關係到一天的體力與精力，相當重要。應挑選好的碳水化合物，並避免攝取過於精緻的醣類。

　　很多早餐店或麵包店賣的鬆軟土司、可頌麵包等碳水化合物，或是含糖飲料，含有太過精緻的醣類，這些醣類一進

入體內，會讓血糖馬上升高，身體為了調節，會過量分泌胰島素，導致很多人吃了早餐，就開始昏昏欲睡。

因此，早餐要盡量避開過多精緻醣類的食物，像是奶茶、紅茶、還原果汁及過分鬆軟的麵包、蛋糕（加入許多醣類、奶油而讓口感變好），這些都不是理想的碳水化合物。

早餐地雷2
過多油脂，讓人胖嘟嘟

其次，「內容太油、太多脂肪，以及營養比例非常不均衡，」也是早餐外食最常見的問題。

馬偕紀念醫院營養醫學中心台北營養課臨床組組長趙強表示，早餐和午餐、晚餐有連動的關係，如果早餐吃得太油，記得午餐、晚餐要少吃一點，重視整體的飲食搭配！

過去農業社會需要碳水化合物提供熱量，受此習慣影響，早餐往往攝取了過多的碳水化合物、油脂及蛋白質，卻忽略了真正需要的蔬菜水果。

像很多人早餐常吃外頭買的火腿蛋三明治，2片土司的熱量近乎半碗飯，早餐該有的碳水化合物已足夠，而火腿和蛋

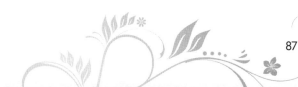

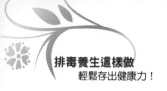

都是蛋白質和油脂量高的食物，小小一份，看似不多，其實已吃下2～3份油脂，對一天只需要6份油脂的一般人而言，光是早餐就已吃進一天所需的一半油脂，所以火腿與蛋擇一即可。此外，蛋白質已足夠，建議不要再喝豆漿，否則蛋白質易攝取過量。

其次，可在三明治內多加生菜，就算是三明治內已有小黃瓜或是生菜，蔬果分量還是不夠，最好是捨棄含糖飲料，補充一個棒球大的水果，補足缺乏的維生素及礦物質，亦可增加飽足感。如果點鮪魚三明治，記得請老闆不要塗上美乃滋。

為了提升餐點的香氣，早餐店老闆往往以煎、炸的方式來烹調，這些烹調方式均含過多油脂，容易攝取過多熱量。陳韻帆營養師也說，像很多人喜歡的燒餅，就是一邊揉麵皮，一邊加油脂，一層層酥酥的口感，其實都是油類脂肪發揮的作用。趙強營養師聽過一種誇張的說法是「在吃完燒餅油條兩小時後去抽血，還能看到抽出來的血液有厚厚的油浮在上面！」

選擇五穀堅果類
血糖平穩工作更有效率

當然也不是每天早餐都要吃得很清淡，可以適度調整。陳韻帆營養師建議一周要上班上學的那5天，盡量避開油脂過高的主食，可選擇五穀堅果類的食物，像堅果饅頭或五穀粥，都是很棒的主食，能讓血糖平穩地慢慢升高，起伏不會太大，也可讓腦細胞和肌肉細胞得到足夠的葡萄糖，這些都是很好的碳水化合物！」相對的，週末時間就可稍微滿足一下口腹之慾。

近年來頗被推崇的蔬果579原則，是指12歲以前的小孩每天應攝取5份蔬果（3份蔬菜＋2份水果）、成年女性攝取7份蔬果（4蔬菜＋3水果）、成年男性攝取9份蔬果（5份蔬菜＋4份水果），一般人多會忽略早餐就應依此原則來攝取，這樣將能吃進更全面的營養。

（採訪整理／吳宜宣）

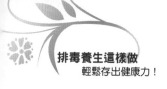
營養師怎麼挑選早餐？

馬偕紀念醫院營養醫學中心
台北營養課臨床組組長趙強的祕訣

趙強通常會到超商買早餐，選無糖豆漿配Bagal（貝果）。如果沒有Bagal，會選擇油脂含量不多的蘋果麵包或御飯糰。如果可能，會在早餐時吃些水果，讓水果中的纖維質幫助排便。趙強不建議買超商的土司，因為土司為了增加鬆軟可口的口感，會放很多油，無形中吃進過多油脂。他也不建議選米漿，因為裡面同樣含有太多油脂。通常2片土司近乎半碗飯熱量，但超商的土司1片就等於3/4碗白飯的熱量。

肯尚健康管理中心
執行長暨營養師陳韻帆的祕訣

陳韻帆平常會買堅果饅頭，搭配抹茶牛奶或豆漿當成早餐。會選擇堅果饅頭是因為營養師都會建議民眾最好利用上午排便，然而，排便除了需要水、纖維質外，還需要一些固態有體積的碳水化合物，富含堅果的饅頭是很優質的選擇。如果吃膩了，也會吃和同事集體訂購的有機芝麻包。

你吃對早餐了嗎？

一般民眾早上為了趕著上班或上學，早餐通常都隨便亂吃，常吃進過多的精緻醣類、油脂、蛋白質。吃了不均衡的早餐，易讓人血糖突然升高而感到疲勞、注意力不集中，無形中影響了工作效率或學習效果。不妨利用下表檢視一下平常的早餐吃對了嗎？建議盡量挑選優質早餐的項目，組合搭配喔！

	NG早餐	優質早餐
飲料	奶茶、可樂、米漿、濃縮果汁。	牛奶、無糖優酪乳、無糖豆漿、綜合穀奶、薏仁漿、燕麥牛奶。
主餐	蔥抓餅、薯餅、燒餅油條、鐵板麵、蚵仔麵線、有餡麵包（紅豆麵包、奶酥麵包）、火腿蛋三明治、漢堡、蛋糕等。	堅果饅頭、雜糧饅頭、五穀粥、地瓜粥、清粥、三角飯糰、白煮蛋、全麥麵包、建議另搭配適量的蔬果，如番茄、芭樂、蘋果、生菜等，增加纖維質及維生素的攝取。

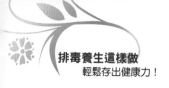
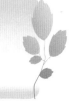

5-2
挑選適合你的元氣早餐

　　不管你是愛美的女性，或正巧有高血壓或便祕的困擾，還是工作壓力大的匆忙族，都可試試營養師搭配的3套早餐，讓你輕輕鬆鬆補足一整天的活力。

菜單1
適合對象》女性

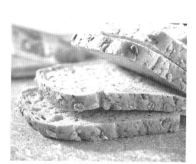

食譜》

1. 2片全麥麵包。
2. 低脂起司1片、1顆雞蛋或是鮪魚30克，做成雞肉堡或是鮪魚蛋三明治。
3. 番石榴1/2個或聖女番茄半碗。
4. 豆漿240 cc加亞麻仁子粉2匙（10克）沖泡。

營養原則》

1. 優質的澱粉類。

2. 富含鈣質的低脂乳製品1份＋優質蛋白質1份。

3. 富含維他命A或C的水果1份。

4. 脂質飲品。

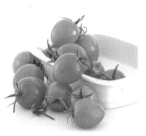

推薦理由》

亞麻仁子粉富含維生素 E，

益於皮膚可抗氧化，很適合女生。番石榴含維生素 C，

番茄有茄紅素，可以轉化為維生素 A。有些人如果不喝

牛奶，可改喝豆漿。

 菜單 2

適合對象》高血壓或有便祕困擾的人

食譜》

1. 2片全麥麵包或全穀類粥或飯。

2. 無糖優酪乳1瓶240cc。

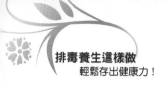
3. 雞蛋1顆。

4. 水果50～100克（香蕉半支約是50克）。

5. 新鮮綜合生菜50～100克（富含不飽合脂肪酸），在生菜中再加入綜合的堅果類（花生、南瓜子、杏仁、芝麻、葡萄乾）。

營養原則》

1. 優質的澱粉類1份。

2. 高鈣低脂乳製品1份。

3. 優質蛋白質來源雞蛋1顆。

4. 富含鉀的水果50克。

5. 高纖生菜50～100克，可以灑些堅果在蔬菜上，也可在優酪乳中加入堅果粉或堅果顆粒。

6. 如果飲食不夠均衡，可再補充健康食品：複方維他命B50毫克＋維他命C500毫克。

推薦理由》

早餐需要好的澱粉類，因此選用全麥麵包或是全穀類粥

或飯。

建議盡量在早餐攝取外食較易缺乏的礦物質，像外食族群的鈉含量攝取通常過多，高鈉會流失鉀，所以早餐需補充含鉀的水果。富含鉀的柑橘類、香蕉會讓血壓穩定。

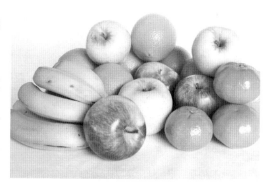

此外，適量攝取堅果類，也能吸收到優質的不飽和脂肪酸。

菜單3
適合對象》行程匆忙的人

食譜》

1. 綜合穀類粉30克。

2. 綜合堅果10克。

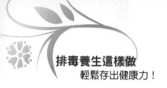

3. 水煮雞蛋1個。

4. 蘋果1/2個。

營養原則》

1. 優質的澱粉類1份。

2. 好的不飽和脂肪酸。

3. 低脂蛋白質。

4. 好的碳水化合物。

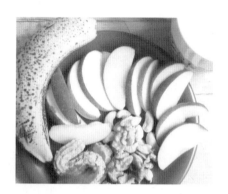

推薦理由》

早餐需要好的澱粉類，需占整體比例七成以上，也需要不飽和脂肪酸和一些蛋白質。若行程匆促，建議把需要的澱粉改成沖泡式，像是沖泡穀粉。蛋白質部分，則可選擇水煮雞蛋，方便車上吃。

（採訪整理／吳宜宣）

5-3
自助餐如何選擇，省錢又營養？

　　走進自助餐拿起餐盤，糖醋排骨、酥炸花枝、獅子頭……，全部可依各人喜愛夾取嗎？當心重口味飲食，增高中風、高血壓風險！

　　自助餐及便當店因為省錢又方便，被很多外食族當做午餐，尤其是男生特別偏愛在自助餐店或便當店用餐。不過，很多業者烹調時會加入大量的油或調味料，讓菜餚的味道更香、更好吃，如果不多加注意，可能會吃進許多危害健康的因子。到底自助餐及便當要如何選擇？有沒有方法吃得方便、省錢又營養呢？

排骨或雞腿便當，主食分量大
易攝取過多油脂與熱量

　　自助餐可以自由選擇菜色，獲得很多上班族的青睞，而

97

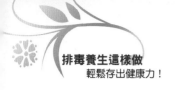

50、60元一個的便當，不但主菜分量大，價錢也很公道，更是很多男性的最愛。

台北醫學大學附設醫院營養室組長李青蓉指出，很多人到自助餐會夾太多肉，易造成營養不均衡。而便當通常是搭配好的主菜加配菜，變化較少，青菜的分量也不夠。尤其現在業者多以超大分量的主食如排骨、雞腿來吸引消費者，不知不覺就會吃進過多的油脂跟熱量！

雙和醫院營養室組長莊世玟提醒，<u>自助餐及便當的菜餚通常又油又鹹，許多人還喜歡在白飯上淋上湯汁或肉燥，吃完後又要喝一碗湯，這些都是造成肥胖或影響健康的隱形殺手。</u>又油又鹹的自助餐及便當可能造成健康上的隱憂，不過，如果在菜色的挑選上稍微留意一下，還是可以減少一些負擔。

🌿 在自助餐用餐

主菜、半葷素、青菜搭配有學問

通常自助餐的菜色分為3大類，除了雞、豬、魚等純肉類主菜外，還有青菜搭配蛋、豆、魚、肉類的「半葷素」菜

餡，如蕃茄炒蛋、銀芽肉絲、豆干炒芹菜等，最後則是純青菜類。<u>營養師建議自助餐搭配原則為：白飯1碗、主菜1份，再加上半葷素1份及青菜1～2份，算一算，約有600～700卡的熱量。</u>

如果不知道一份分量為多少，李青蓉解釋，可用自助餐裡打菜的湯匙來計算。莊世玟進一步解釋，<u>每一餐裡各式各樣的青菜加起來要有半碗的量</u>，這是最基本的需求，<u>如果餐餐外食，每餐都要選擇不同的菜色</u>，中午跟晚餐的菜色也要區隔，不偏食才能吃到各式各樣的營養素。

🌷 多選蒸、煮、燉、滷
盡量避免裹粉油炸類主菜

大家多知道炸雞腿、炸排骨等油炸類熱量非常高，而滷豬腳、滷肉排等油脂含量也不少，還有哪些食物是可能造成「三高」的元凶呢？

莊世玟營養師指出，用烹調的方式來區分是最容易的方法，通常油炸類的主菜都是自助餐裡熱量排行最高的前幾名，如果裹粉再去油炸，熱量更嚇人！<u>選菜時記得蒸、煮、</u>

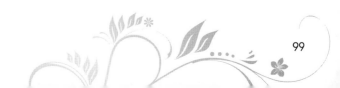

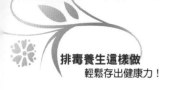

燉、滷的方式，熱量較低，例如白斬雞、清蒸鱈魚、蒜泥白肉等都是較清爽的選擇。

李青蓉營養師表示，許多人喜歡的獅子頭，其實是先經過油炸後再烹調，而且絞肉也不一定用瘦肉，所以熱量很可觀；同樣的，油豆腐熱量也比白豆腐多很多。不過，豬皮是膠原蛋白的來源，建議吃豬腳或控肉時把中間那層肥肉撥掉，只吃瘦肉跟皮，可減去不少熱量。

挑菜 3 撇步
避免吃進太多熱量及鈉

除了菜色的選擇外，在自助餐打菜，也有一些小撇步可減少油脂或鹽分的攝取。

1. 夾最上層、瀝乾湯汁的菜

莊世玟營養師建議，夾菜時最好選盤子最上層的，因為湯汁已流到下面，菜也會清淡一點，而下層的菜因為一直泡在湯汁裡，所以會又油又鹹，如果只剩最下層的菜可挑選時，記得一定要瀝乾湯汁。

2. 避免大片油水的菜餚

注意看自助餐菜餚的水油呈現，如果菜上面有小點點狀的油，表示還算清爽，如果是一大片油飄在湯汁上，或已經分不清油水，表示這道菜放了很多油，要盡量避免挑選。

3. 白飯跟菜分開裝

包便當時，白飯跟菜最好分開裝，如果是便當盒則要裝在不同的格子裡，才能避免米飯吸走菜裡的湯汁及油。李青蓉營養師也認為如果能做到把菜餚裡的湯汁瀝掉，不要喝自助餐的湯，可以減少許多熱量及鈉的攝取。<u>如果想吃得更健康一點，可以選五穀飯或糙米飯，飯後再來1份水果，營養更均衡。</u>

（採訪整理／吳佩琪）

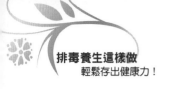

愛吃「重鹹」，當心鈉含量超高

根據國民健康署的調查顯示，台灣外食族在自助餐挑菜時偏愛「重鹹」，**男性每天吃進肚裡的鈉含量超高1.9倍，而女性也超高1.5倍，久而久之將增高中風、高血壓的風險。**

台北醫學大學附設醫院營養室組長李青蓉表示，自助餐或便當店的菜餚裡很多都加入味精或雞精粉，所以一般人會覺得特別美味，這也是業者吸引消費者再度上門的手段，卻會增加鈉含量的攝取。

通常經過滷煮或勾芡等方式烹調，鈉含量會比較高，而吃起來味道較鮮的，通常加了味精或雞湯塊。另外，醃製品如吻仔魚、魚乾或筍絲等，本身就含有許多鹽分，也是鈉的主要來源，更要減少攝取。

雙和醫院營養室組長莊世玫認為，很多人其實分辨不出菜餚是否加了味精，如果擔心的話，可用開水沖一次，在自助餐裡有些人會拿附湯洗去菜中的油，若湯本身又油又鹹，拿來過水並沒有多大幫助。現在也有一些以健康為訴求，強調沒有味精的餐廳，也是外食族不錯的選擇。

吃自助餐，怎麼挑選營養菜色？

菜色多元的自助餐是許多外食族的首選，但你知道嗎？如果菜色挑錯，長期吃下來，容易營養不均衡，吃得過油重鹹也會讓體重、血壓、血糖、血脂上升，增加心血管疾病的風險，以下簡單歸類，讓你一目了然，更懂得挑選營養菜色。

要避免的 紅燈菜餚	只能淺嘗的 黃燈菜餚	推薦的 綠燈菜餚
1. 炸排骨、炸雞腿、炸魚排、炸肉丸、炸蝦卷、炸蔬菜等炸物。 2. 先炸再料理的紅燒獅子頭、滷排骨、糖醋排骨、回鍋肉等。 3. 香腸、臘肉等加工製品。	肉燥、蒜泥白肉、油豆腐、白菜滷、大骨湯（隱含許多油脂）、醃製品如魚乾或筍絲（高納）。	1. 蒸、煮菜色（如清蒸魚、白斬雞、去掉肥油的滷豬腳、乾煎的魚片、蒸蛋等）。 2. 主菜盡可能挑選青菜搭配蛋、豆、魚、肉類的「半葷素」菜餚，如銀芽肉絲、高麗菜炒肉片、芹菜炒魚片、吻仔魚炒蛋等。 3. 記得多點青菜、木耳、菇類、海菜或涼拌菜，增加纖維質攝取。

☆小提醒：建議夾菜的時候，可先將菜的湯汁瀝掉，能夠減少一些熱量和鈉含量的攝取。

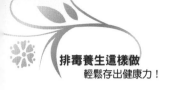
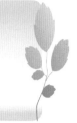

5-4

夜市小吃、路邊攤
巧妙搭配更健康

　　走一趟夜市，琳琅滿目的各式小吃非常吸引人，不僅
外籍人士或觀光客常慕名造訪，平時趕補習班的學生，或是
沒空下廚的上班族，更愛在路邊攤、夜市找到實惠的食物來
解決一餐。不過，逛一趟夜市祭好五臟廟後，不少人會感覺
口乾舌躁，這是因為夜市的美食大多添加大量鹽巴、味精，
或多用油炸、勾芡方式處理。面對這些重口味、高熱量的小
吃，該怎麼吃，才能不對身體造成負擔？

🥕 享用夜市小吃
衛生及熱量不能不設防

　　台北市立聯合醫院忠孝院區營養科主任洪若樸與台北長
庚醫院營養治療科營養師許美雅，針對路邊攤外食各有一套

要訣，強調吃得巧才能吃得好。

首先，選擇乾淨衛生的店家。包括販售者及備餐過程如果不注意衛生，易導致食物中毒或腸胃問題。同時，也要注意食品保存及包裝方式，冷藏需在攝氏4度以下、熱食需在攝氏65度以上，且避免用塑膠製或有油墨的包裝紙裝熱食。

再來，要注意食物的營養成分及熱量，少吃油炸、勾芡或裹麵皮的食物，注意熱量的攝取，因為長期吃又油又炸的食品，易導致肥胖或慢性病。

假使很想吃看起來可口的小吃如：香噴噴、油亮亮的炸雞排，最好能搭配攝取足夠的蔬果（3蔬2果），缺乏蔬菜水果，易導致便祕或抵抗力弱。洪若樸營養師建議，只要懂得規劃多樣化菜單，挑選外食時，五穀根莖、魚肉蛋豆、奶、油脂、蔬菜及水果等6大類食物都兼顧，自然不再「面有菜色」。

吃巧又吃好

主動詢問最重要

若平時工作壓力大，切忌點一堆小吃來發洩。洪若樸

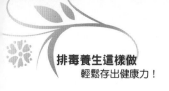
營養師建議，飯前半小時喝杯水，盡可能選擇清淡、採用涼拌、滷、涮等低油烹調方式的菜餚，搭配高纖的五穀雜糧、瘦肉、豆製品及蔬菜等富含維生素B1，且能穩定情緒的食物，不僅能緩和情緒，也有助維持身材。

洪若樸營養師也對外食族提出建議：

◆點餐前，看清楚菜單，才不會誤點較油膩的餐點。

◆點菜前，問清楚做法。魚是煎、炸，還是蒸、煮？口味是濃郁、還是清淡？若菜色有沾醬，提醒只要少許幾滴，不要淋滿。

◆主動詢問是否供應清淡、健康的「輕食」。

◆剔除潛在多餘的脂肪熱量，像肉的部位，就會決定食入脂肪的多寡。

◆與同伴分享超大量的食物，以免吃得過飽，攝取過多熱量。

◆做個有主見的食客，向經常光顧的路邊攤建議多多開發健康、清爽的菜色。結合消費者力量，對主管單位要求公布顧客食用產品的營養成分。

常吃夜市小吃的外食族，8個吃巧的小建議

台北長庚醫院營養治療科營養師許美雅針對外食族提出8個建議：

1. 少油的烹調方式→蒸、煮、烤、燉、燻、涼拌。

2. 油炸的肉類→去皮後再食用。

3. 多選青菜→增加飽足感。

4. 碎肉製品不宜→避免肉丸、肉餅、火腿、香腸。

5. 沾粉、勾芡製品不宜→少吃肉羹、魚羹。

6. 糖醋類菜式不宜→提防糖醋排骨含有高熱量。

7. 濃湯不宜→選用清湯並去除最上層的油。

8. 炒麵、炒飯不宜→油多、量大、蔬菜量少。

（採訪整理／施沛琳）

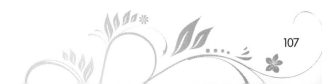

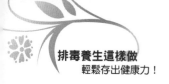

各式小吃熱量報你知

走進夜市美食當前，路邊攤小吃樣樣可口，以下是常見路邊攤食物的熱量列表，點餐前，不妨初估一下熱量，可別超出一天所需的總熱量喔！

【主食類】

熱量排名	食物名稱	分量	熱量（卡）
1	爌肉飯	1客	935
2	炸排骨飯	1客	925
3	三寶飯	1客	870
4	豬腳飯	1客	815
5	炸雞腿飯	1客	810
6	花枝炒麵	1客	770
7	肉絲蛋炒飯	1客	720
8	蝦仁蛋炒飯	1客	700
9	三鮮燴飯	1客	690
10	牛腩燴飯	1客	680
11	牛肉麵	1份	550
12	什錦麵	1份	550
13	海鮮麵	1份	550
14	麻醬麵	1份	510
15	滑蛋肉片燴飯	1客	510
16	滷肉飯	1份	500
17	叉燒拉麵	1份	445

18	肉羹麵	1份	430
19	餛飩麵	1份	410
20	鍋燒烏龍麵	1份	405
21	榨菜肉絲麵	1份	390
22	切仔麵	1份	375
23	陽春麵	1份	330
24	蕎麥涼麵	1份	328

【小吃類】

熱量排名	食物名稱	分量	熱量（卡）
1	臭豆腐	5塊	781
2	大腸包小腸	1份	580
3	炒麵	1份	578
4	海苔壽司	1份（440克）	502
5	肉圓	1個	490
6	炒米粉	1份	433
7	肉羹麵	1碗	428
8	乾麵	1碗	425
9	餛飩麵	1碗	410
10	肉粽（南部粽）	1個	408
11	蚵仔煎	1份	370
12	大餅包小餅	1份	370
13	陽春麵	1碗	333
14	割包	1個	325
15	豆皮壽司	1份（3個150克）	324

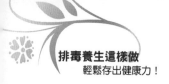

16	花壽司	1份（4個320克）	320
17	韭菜盒	1個	313
18	米糕	1份	293
19	叉燒包	1個	285
20	鮮肉包	1個	283
21	蔥油餅	1份	238
22	魷魚羹	1碗	235
23	碗粿	1碗	223
24	肉羹	1碗	220

【湯類】

熱量排名	食物名稱	分量	熱量（卡）
1	竹筍貢丸湯	1碗	155
2	苦瓜排骨湯	1碗	100
3	魚丸湯	1碗	70
4	蛤仔湯	1碗	55

【小菜】

熱量排名	食物名稱	分量	熱量（卡）
1	滷豬耳朵	1份	245
2	肝連	1份	230
3	豆干絲	1份	130
4	滷蛋	1個	75
5	滷五香豆乾	1片	70
6	滷海帶	1份	50

資料提供／台北長庚醫院營養治療科營養師許美雅、製表／施沛琳

5-5

三餐依賴便利商店 該注意的點餐要訣

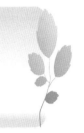

　　便利商店是許多外食族的好朋友，之前網路流傳其販售的便當可能含有防腐劑，關東煮長時間熬煮，也可能使竹籤中的漂白水溶入高湯，到底傳言是真是假？怎麼選擇、搭配，才不會因方便而犧牲健康？

　　吃飯時間到了，有些人仍忙著工作，不想到餐廳人擠人，於是到便利商店匆匆解決午餐或晚餐。但心中不免擔憂：到底「便利」與「健康」能不能彼此兼顧？

常吃便利商店食品者
建議學會看營養標示來選餐

　　到便利商店祭五臟廟，是快速又不用花腦筋思考的飲食方式，若以追求六大類營養均衡的標準來檢視，未必每樣

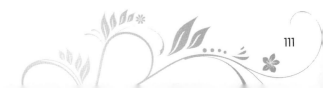

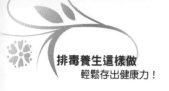

食物提供的營養都能達到應有的水準。雙和醫院營養室主任金美雲建議選購時，應以食品的營養標示做為挑選的參考指標，如能均衡攝取，就算每天都食用便利食品也沒太大問題，只不過這麼一來，很可能所費不貲，未必符合經濟效益。

Q1 御飯糰、御便當，防腐劑過多嗎？

正解》飯裡的醃漬物可能有防腐劑，但不至於過量。

有些民眾懷疑御飯糰、御便當裡含有過量的防腐劑，但靜宜大學食品營養系副教授王正新表示，理論上這些食品不需添加防腐劑，因為其保鮮的重點在於溫度的控管。

通常御飯糰、御便當等鮮食都放置在18℃的冷藏櫃中，而18℃經過研究正是不會使米飯乾

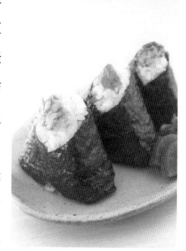

硬或微生物滋長的完美溫度，當然也就沒有添加防腐劑的必要。也因此，整個運送流程的控溫非常重要，加上保存期限十分短暫，若是購買冷藏的御飯糰或御便當，應盡早食用，以免造成食品衛生上的問題。

不過王正新副教授提醒，飯糰或便當裡的配料，像醃漬的醬瓜、蘿蔔乾等，如果是向其他廠商外購的，仍可能會有防腐劑的疑慮。若防腐劑含量在核准範圍之內，就不必太過擔心。

 ## Q2 茶葉蛋整鍋滷煮，易滋生細菌嗎？

正解》使用洗選蛋，具備一定衛生水準。

茶葉蛋總是整鍋浸泡，一整天煮下來，會有衛生疑慮嗎？而蛋殼破掉的茶葉蛋，是否會有細菌跑進去？金美雲營養師說，茶葉蛋所用的食材通常都是洗選蛋，在蒸煮前已經過衛生清潔上的處理。至於蛋殼上的些許裂痕，是刻意產生的，以便讓滷汁更易滲透入味。

王正新副教授也指出，微生物在高溫環境下不易生長，

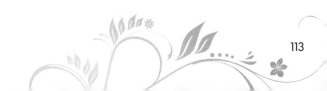

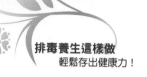

所以不用擔心微生物或細菌會使茶葉蛋腐敗。其滷汁較單純,只用茶葉、醬油以及一般的滷包調味,所以物質變壞或產生自由基的可能性也較小。雖然便利商店可能無法天天更換滷汁,但每隔2、3天必定會將整鍋茶葉蛋換掉,重新再滷,所以具備一定的衛生水準。

 Q3 關東煮湯頭長時間熬煮,能安心下肚嗎?

正解》店家會定期汰換,可免疑慮。

有些民眾會擔心久煮的關東煮有微生物滋長的問題,其實是多慮了,因為鍋料中的鹽分普遍高於高湯,當關東煮久煮之後,鍋料的風味會流失到高湯中,加上在高溫環境下脂肪、蛋白質容易氧化,鍋料易失去營養與美味,降低顧客的購買意願,所以商家會訂出標準,定期汰換新的關東煮鍋料。

另有民眾質疑關東煮的湯一整天下來都沒換過,是否能安心飲用?金美雲營養師表示,天冷時關東煮可說是客人的最愛,許多人在夾料的同時,會盛上大量的熱湯,店家隨時都要

補上新的高湯，民眾大可不必擔心湯頭高溫久煮的問題。

需要注意的是，關東煮雖然能避免吃下過多的油脂，但其湯、醬、料中皆隱藏了大量的鹽分，如果三餐都吃恐會造成體內鈉含量過高。金美雲營養師說，目前商家已開始注意避免將關東煮的竹籤一併放入鍋中浸泡，如此一來也能避免竹籤中可能含有大量的消毒劑、漂白水、防腐劑等溶入高湯。如果消費者可以自己攜帶環保筷出門，食用起來將更加安全、放心。

關東煮除了鍋料琳瑯滿目之外，有些人還會利用其高湯燙熟麵或冬粉，加工製成熱騰騰的湯麵，也有民眾為了省錢，將自備的蔬菜用關東煮的高湯「燙熟」，這樣有無健康疑慮？

王正新副教授解釋，在食品的烹飪過程中，「溫度」與「時間」是非常重要的兩大關鍵，一般關東煮所使用的麵或是冬粉，都是經過處理的乾燥食品，只要加入熱水就可「泡熟」。不過，對於生鮮的蔬菜或是肉品來說，關東煮的高湯溫度通常沒有到達可將寄生蟲卵或是微生物殺死的標準，若以關東煮高湯燙蔬菜，較有疑慮。

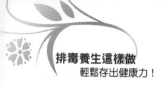
 Q4 泡麵的調味料，煮4分鐘會產生致癌物？

正解》不會。

網路流傳：「泡麵的調味料只要烹煮超過4分鐘就會產生致癌物。」王正新副教授與金美雲營養師皆表示，任何食品烹煮過久對人體都會不利，但要「產生致癌物」必須在特殊的高溫環境下加熱很長一段時間才有可能出現，而且烹煮的方式及內容物的成分，也會左右食品變化的程度。

倘若以極端的手法將泡麵置於100℃的烘箱中加熱，其變質的結果的確難以估計，但就平時我們用來烹煮或泡製泡麵而言，水溫最高也只有100℃，在這種溫度下是不太可能產生致癌物的，所以加入調味料的時機並無限制。更何況，一般泡麵裡的調味醬包就跟日常生活中所吃的調味料一樣，毋須恐慌。

 Q5 常吃包保鮮膜的微波食品，安全嗎？

正解》使用PE材質的保鮮膜較安全有保障。

　　除了便利食品本身，包裝材料及容器也同樣藏著令人懷疑與不安的疑問。超商食物的外裝塑膠盒與保鮮膜若是微波加熱，會不會將有毒物質融入食物之中？

　　王正新副教授說，微波時若是使用PVC製成的保鮮袋或是保鮮膜，一旦加熱遇到高溫，很容易釋放有毒物質——戴奧辛，產品經過燃燒後更是會發出臭味和毒氣。不過，若是採用不含塑化劑與氯的PE保鮮材質，就不會產生類似的問題。日前環保署也呼籲民眾多多使用PE材質的產品，所以倘若製造業者秉持專業及道德良知，超商中的微波食品應該沒有太大的問題，不過，專家仍建議，若要使用微波加熱，最好還是改用磁盤盛裝食物較安全。

選擇多元蔬果補充纖維質
少喝含糖、調味飲料

　　金美雲營養師建議消費者，在便利商店選購早餐時，可以食用三明治、飯糰、漢堡，配上新鮮蔬果及沙拉，飲料則可選擇豆漿、牛奶或是果汁，若是食量較大的男性，可另外選擇全麥土司、茶葉蛋、茶碗蒸或是關東煮。

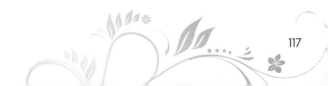

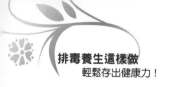

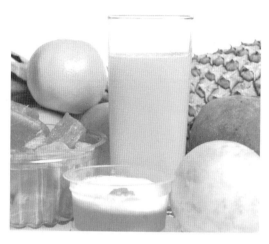

中餐及晚餐則可依據營養標示，選擇適合自己的便當及微波食品做為主食，再挑選關東煮中的蔬菜類補充纖維，像是香菇、苦瓜、菜卷、玉米及蘿蔔，都是不錯的選擇，或是買份生菜水果以補充蔬果攝取量。至於要補充多少才夠，王正新建議可將「蔬果579」當作飲食目標。

吃完午晚餐後，若想喝飲料，建議挑選綠茶，可幫助消化、去油解膩；若想喝蔬果汁，建議選擇蔬果種類多元、營養分量足夠、且原汁含量高的產品，才能真正發揮效益。不過，切忌飲用太多調味及含糖飲料，過多的糖分不但會引起肥胖及心血管疾病，更會影響人體血液的酸鹼值，引起更多疾病。

（採訪整理／劉紫彤）

Part 5 三餐外食，怎麼挑才能顧到健康？
5-5 三餐依賴便利商店，該注意的點餐要訣

你不可不知道的「蔬果彩虹579」

「蔬果彩虹579」指的是「彩虹攝食原則」與「每日蔬果的攝取量」，所謂「彩虹攝食原則」就是蔬果色彩大致可分為「紅、橙、黃、綠、藍、紫、白」七種顏色，就像彩虹一樣，而不同顏色的蔬果所含的維生素、礦物質、纖維素和植化素都不同，最好多元均衡的攝取各色蔬果。

以下是不同年齡、性別所需的每日蔬果建議量：

	蔬菜份數	水果份數	總份數
小孩（12歲以下）	3	2	5
女人	4	3	7
男人	5	4	9

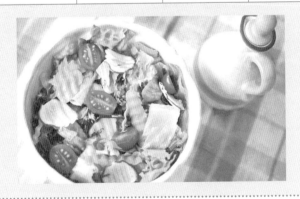

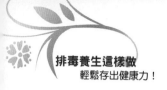
一份蔬果的量有多少？要怎麼判斷自己有沒有吃到每日的需求量呢？無論蔬菜或水果，「一份」約是一個普通飯碗（碗口直徑11cm×碗深5cm）的量，蔬菜類生菜約100公克，煮熟後約占碗的八分滿；水果約一顆拳頭大小，或約碗的八分滿。

（資料來源／台灣癌症基金會）

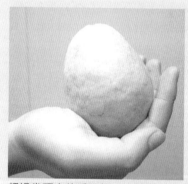

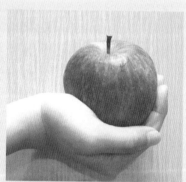

超過拳頭大的番石榴，半顆相當於一份水果

一顆拳頭大的蘋果，相當於1份水果

靠保健食品養生，

行不行？

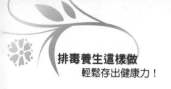
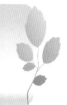

6-1
保健食品的7個服用禁忌

以往國人逢年過節、送往迎來，總會帶點伴手禮，例如：魚翅、鮑魚、洋酒等，可是近年國內外大吹養生風，伴手禮變成維他命、鈣片、銀杏、酵素、冬蟲夏草、靈芝等，市面上也針對不同族群的需求，提供各式保健食品。不僅如此，養生食品從生活周遭的超商、藥妝店，到網購、電視購物頻道，隨處可見「專家」推薦。只是，保健食品的功能在於保養身體，而非治療疾病、改善症狀，若對保健食品存有過高期待，以為多吃多保祐，小心踩到地雷！

🔵 保健食品是提供健康的人調整體質
不是提供生病者治病

現代人常外食，營養難免不均衡，加上生活壓力大，很多人擔心日常飲食攝取的營養不夠，實踐大學食品營養與保

健生技學系副教授黃惠宇，不反對補充保健食品，可是她提醒，長期正確地使用才有效果，好的保健食品應以預防醫學的角度來看，以調整體質為目的；此外，保健食品不是萬靈丹，短時間內不可能改變身體狀況。

和信治癌中心醫院藥劑科組長姜紹青進一步說明，<u>保健食品介於食物和藥物之間，主要目的是預防，是提供健康的人食用的，因此，不能期待保健食品可改善症狀或幫助疾病痊癒。</u>

現代人不只希望長壽，也希望活得健康，「抗老化」幾乎成為青壯族和熟齡男女的必修課程。以普通的綜合維他命而言，一般人即使沒有營養不良，仍會擔心營養不均衡，多少會補充一些維他命，現在也有針對不同年齡、性別設計的營養補充品。另外，鈣片也成為極為普遍的保健食品。

補充太多高濃度的營養補充品
擔心交互作用風險多

提到營養補充品，各類產品都有擁護者，舉例來說，有些人深信「腸道清乾淨，體內少毒素，身體就健康」，因此

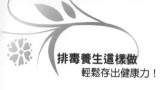

攝取高纖食品和益生菌。而年紀大、免疫力下降的人，認為黃耆、靈芝是補元氣的好食品。若希望保持青春活力，宣稱可抗氧化、抗老化的葡萄籽、酵素、兒茶素等，更是生技公司、飲料大廠的兵家必爭之地。年紀大的人血脂過高，血管易阻塞，號稱能活血的銀杏，也是熱門伴手禮。

好像到了某年紀，就該使用該年紀的補品，然而，補過頭或使用不當，反會讓健康出狀況，以下一一說明。

 風險1

吃進過量的維他命A、E、β胡蘿蔔素
會增加心臟衰竭率

有理論認為，人體會產生自由基，攻擊蛋白質而引起老化，也可能導致癌症，維他命A、E可幫忙對抗自由基，多吃能抗癌。然而，姜紹青藥師對此提出澄清，致癌原因很多，並非自由基一個因素。如果為了抗癌而大量吃高濃度的維他命A、E，會增加心臟衰竭機率，吃太多含β胡蘿蔔素的保健食品也有相同後遺症。

建議日常飲食盡量多樣化，從天然食物中攝取維生素

A、E、β胡蘿蔔素，這樣能一併吸收到多種抗氧化物及植物性化學物質，也能避免錠劑營養補充品濃度太高可能產生的隱憂。

風險2
兒茶素、蜂膠吃過量
肝腎功能易衰竭

至於兒茶素、蜂膠，其功能可以對抗自由基、抗老化，可是，黃惠宇副教授指出，兒茶素、蜂膠本身比較難代謝，若服用過量，又剛好腎功能、肝功能不佳，就可能引起肝腎功能衰竭。

儘管如此，若適當的服用，蜂膠富含有機酸（如龍膽酸、咖啡酸、單酚酸等），能抵抗發炎，另外還含有殺菌的雙帖類；至於兒茶素，則可抑制病原菌的繁殖，讓流行性感冒病毒變得不活化。

黃惠宇副教授建議，蜂膠、兒茶素這兩種食品功能較特別，不需像維生素、鈣片一樣天天服用，當感冒、嘴巴破時，再服用即可。

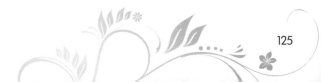

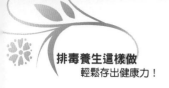
 風險3

黃耆補過頭

免疫力反而變差

談到黃耆，多半會強調其提升免疫力的功效，姜紹青藥師指出，一天服用25公克，可提升乳房、子宮頸、肺部的免疫力，可是過量的話，反而使免疫力變差。

 風險4

吃多人參、銀杏、大蒜

萬一出血，易血流不止

人參、銀杏、大蒜有活血功能，如果每天使用2種或2種以上產品的建議劑量，可能產生活血過頭的現象，黃惠宇副教授比喻，就像吃了抗凝血劑，萬一出血就不易止血、凝血。

 風險5

當歸、魚油配阿斯匹靈

會提高出血機率

保健食品常以老人、小孩、孕婦、工作壓力大、飲食不

正常、患有特殊疾病等幾個族群作為訴求對象，有人同時服用其它藥物，不小心就可能引起不同程度的交互作用。

姜紹青藥師提醒，有服用阿斯匹靈、可邁丁（Coumadin，是種抗凝血劑）的患者，前者有抗血小板、後者有抗凝血功能，如果同時又吃銀杏、大蒜、當歸、魚油、蔓越莓等其中一種或數種活血保健食品時，「如果出血，可能造成凝血功能變差，提高出血機率。」<u>因此，有服用阿斯匹靈、可邁丁的患者，要避免同時吃銀杏、大蒜、當歸、魚油、蔓越莓等保健食品，以免凝血功能變差，出血時易血流不止。</u>

🍊 風險6

降血脂藥配葡萄柚
當心橫紋肌溶解、急性腎衰竭

時下很多人喜歡吃葡萄柚養生，可是，葡萄柚汁的呋喃香豆素（Furanocoumarins）成分，會讓一些降血壓藥物的代謝變慢，延長藥物在體內停留時間，可能引起低血壓。

此外，<u>葡萄柚也會加強降血脂藥物的濃度，藥效可能</u>

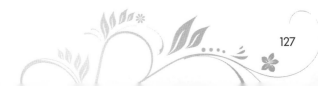

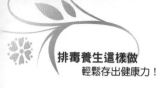
強到足以引起橫紋肌溶解，橫紋肌是骨骼肌，身體運動用的肌肉。當肌肉被破壞會引起疼痛，嚴重時可能導致急性腎衰竭。姜紹青藥師提醒，「吃降血脂藥的人，若有肌肉疼痛症狀，要盡快與醫師聯絡，可能是橫紋肌溶解的前兆。」

 風險7

癌症病人服草藥
小心抗癌藥失效

正在進行癌症治療的病人，若想嘗試民間「草藥療法」，需先三思。實驗室與臨床的觀察發現，一個植物鹼的抗癌藥物可能引起癌細胞的多重抗藥機制，對其他植物鹼的抗癌藥物也具有抗藥性。據此推測，服用草藥養生的人較易啟動多重抗藥機制，降低治癌用藥的藥效。姜紹青藥師表示，「使用過植物性另類療法的癌症病人，可能排斥進入癌細胞的藥物，增加某些抗癌藥物治療的難度。」

癌症病人也要避免隨意服用「抗氧化劑」。許多抗癌治療，包括化療藥物與放射線治療，其有效果可能是利用自由基攻擊癌細胞，若自行服用抗氧化劑，可能減低這些功效。

建議正接受抗癌治療者，勿自行服用具抗氧化功能的營養補充品。

挑選營養補充品撇步

一般藥物有療程，保健食品因無確切的療效，所以無法主張一定要吃多久，或服用多久可見效，然而，有些保健食品的濃度較高，購買時仍要看清楚標示。

姜紹青藥師認為，生產廠商、保存期限、內容物的成分都要標示清楚，才值得信賴。黃惠宇副教授則認為，有實驗室數據的產品較令她相信。可惜的是，多數保健食品缺乏實驗數據，一般人只好相信市場上口碑好、歷史悠久的大廠牌；其次，看是否有投保「產品責任險」。

負責任的產品製造者或零售業，會以單一產品為標的向保險公司投保，若產品設計、製造或使用說明錯誤，致使用人遭受身體傷害時，保險公司會給予理賠。每家廠商依不同產品需投保不同金額，有些商品外盒就印有投保金額，有的還標榜千萬，金額愈高，消費者可獲理賠金額愈多。

（採訪整理／林淑蓉）

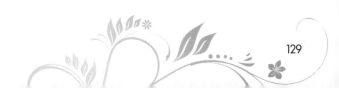

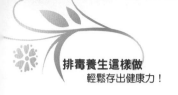

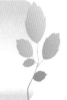

6-2
怎麼算保健食品是否吃過量

　　根據衛生福利部的資料，國人每天所需的營養素，因年齡、性別不同，而有不同標準，其中有每日建議量（RDA）和每日上限攝取量（Tolerable Upper Intake Levels, UL）2個標準，實踐大學食品營養與保健生技學系副教授黃惠宇認為，「每日攝取超過上限攝取量就是過量。」

　　上限攝取量是指從食物中獲取營養素的標準，保健食品介於食品和藥品間，過量與否須更加審慎，站在藥劑專業的立場，和信治癌中心醫院藥劑科組長姜紹青指出，維他命單方、單一營養素錠劑超過建議量1.5倍，就要列為藥品，需依醫療專業人員的指示使用。

　　舉例來說，依衛生福利部RDA、UL的規定，<u>一般成年人的鈣建議量是每日1000mg（毫克），上限攝取量是2500mg，黃惠宇副教授說明，這代表每日攝取量最多以2500mg為限。</u>

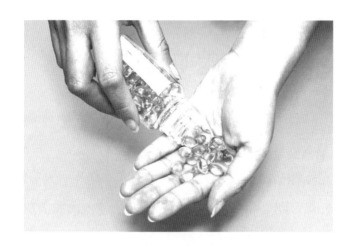

　　然而，姜邵青藥師認為，日常飲食就會攝取到一些鈣質，假如在食物之外，另補充保健食品，任何一種營養素，都不要超過建議量的100％，意思是不宜超過2000mg。

　　若不在建議量或上限攝取量範圍內的營養素，則以產品本身提供的指示服用。由於每個人的身體狀況不同，需要補充的劑量也不同，為了安全起見，最好還是請專業的醫師、藥師、營養師提供建議。

（採訪整理／林淑蓉）

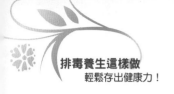

6-3
維他命如何聰明吃

補充維他命已成為現代人養生課題，有人一天一顆綜合維他命，有人則是額外補充某項維他命，維他命該怎麼吃？

若飲食正常、不挑食，應可從食物中攝取足夠維生素；若飲食習慣差，擔心缺這少那，原則上可以吞顆綜合維他命求心安；老人吸收力較差，也可適時補充。

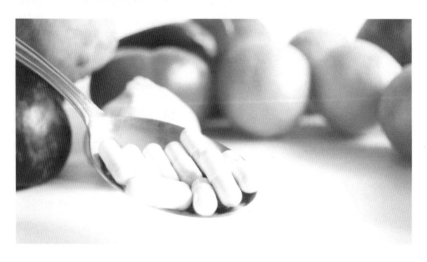

　　和信治癌中心醫院藥劑科組長姜紹青建議，「如果服用維他命的目的在補充一般營養的需求，選擇包含多種維他命的平衡型產品較適合。維他命錠劑所含的各種營養成分，達到衛生福利部所制定的RDA（Recommended Dietary Allowance）建議量的50～100％即可。至於維他命C劑量可高一些，因屬水溶性維他命，在體內易流失。

　　實踐大學食品營養與保健生技學系副教授黃惠宇則認為，「現代人普遍壓力大，應多補充維他命B，除了抗壓，也能抗發炎。」容易上火或輕微發炎，頻率太高會傷到組織器官的功能，維他命B可加速細胞代謝，降低發炎機率。

（採訪整理／林淑蓉）

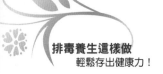

認識各種維他命（維生素）

維生素名稱	功用	缺乏後的狀況	從何攝取	過量攝取的毒性與危害
維生素A	可保持眼球濕度，並防止夜盲症和眼睛傳染病。另外可維護皮膚、骨骼及牙齒之正常生長。	缺乏會造成：眼結膜組織柔弱，視線模糊，不停眨眼，罹患夜盲症、易得皮膚病，皮膚粗糙。對傳染病的抵抗力減弱，頭髮易乾燥，會有頭皮屑。小孩缺乏易發育遲鈍等。	肝臟、肉類、蛋黃、牛奶、乳酪、黃綠色蔬果（地瓜、胡蘿蔔、花椰菜、菠菜）。	不要過量攝取。過量攝取急性中毒時，會噁心、嘔吐、頭痛、暈眩、視力模糊及肌肉不協調；慢性中毒時會導致畸胎、肝異常、骨質密度改變。
維生素B群	包含B1、B2、B3、B6、維他命H、菸鹼酸、葉酸等。可促進新陳代謝、分解脂肪及蛋白質、幫助生長、母乳分泌。	缺乏會造成：腳氣病、肌肉痛、運動障礙、知覺麻痺、心悸、呼吸困難、食慾不振、腹瀉、便祕等。	糙米、瘦肉、肝、蛋黃、麥芽、酵母、牛奶、豆類、花生、蔬菜類等。	過量攝取維生素B1，可能會引起焦慮、搔癢症、呼吸困難、噁心、腹痛及休克。過量攝取維生素B6可能引起嚴重的末梢感覺神經病變。

維生素名稱	功用	缺乏後的狀況	從何攝取	過量攝取的毒性與危害
維生素 C	能夠預防及治療壞血病，增加對傳染病的抵抗力。幫助傷口癒合，緩合抗生素之副作用。可促進鐵的吸收。	缺乏會造成：壞血病、皮膚乾燥並皺裂、骨骼酸痛、食慾不振、面色蒼白、易疲倦、牙床出血、貧血。	深綠及黃紅色蔬菜、芭樂、檸檬、番茄、柚子、柑橘、綠茶。	水溶性，過量攝取會隨尿液排出體外，較不會產生嚴重副作用。蔬菜類經熱煮炒，約40％以上之維他命C成份會被破壞；多含於蔬菜及水果內的纖維，不宜只喝汁不食肉。
維生素 D	增加鈣、磷的吸收及利用，幫助它成為骨骼及牙齒。	缺乏會造成：軟骨病、脊椎骨彎曲、女子因骨盤變型導致難產，嬰孩頭骨變軟、小孩發牙慢。造成O型腳、X型腳、K型腳等軟骨病。	蛋黃、魚肝油、鮪魚、沙丁魚、添加維生素D之鮮奶。	過量攝取會引發高血鈣症，產生多尿、劇渴及高尿鈣的現象。一天攝取高達1250至5000微克時，會產生中樞神經系統方面的症狀。

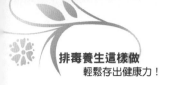

維生素名稱	功用	缺乏後的狀況	從何攝取	過量攝取的毒性與危害
維生素E	減少多元不飽和脂肪酸的氧化，維持細胞膜完整性，並維持皮膚及血球細胞的健康。	缺乏會使人容易老化或使孕婦易流產。	穀類、米糠油、小麥胚芽油、蛋黃、堅果類。	極高劑量之維生素E會使凝血機制異常，產生出血現象。
維生素K	又稱為凝血素，可維持血液正常凝固。	缺乏會造成：外傷止血困難、嬰兒容易腦出血、成人皮膚呈斑狀、牙床出血、內臟出血、尿出血。	馬鈴薯、體內大腸桿菌自製、蛋黃、肝臟。	不要過量攝取。

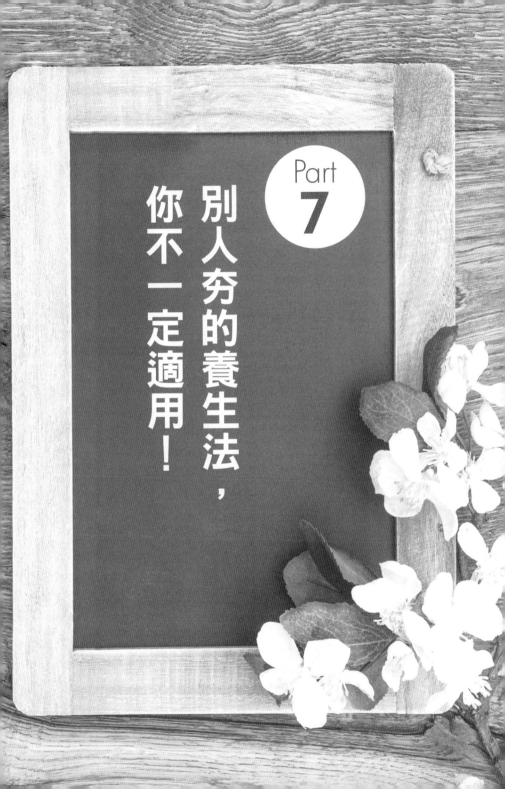

Part
7

別人夯的養生法，
你不一定適用！

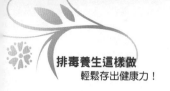

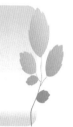

7-1

生機飲食健康嗎？
哪些是錯誤觀念

「生吃蔬菜可保留酵素，能防癌」、「能生吃的蔬菜最好生吃；不能生吃的也別炒太熟」、「生機飲食是健康新吃法」……這些資訊是否令你心動不已，也想親手為全家準備生機大餐、現榨新鮮蔬果汁？列下食譜清單前，先釐清似是而非的觀念，才能安全無虞的享受生機飲食的好處。

上班族外食比例高，許多人蔬果攝取不足，只要是上班族群聚的商業區，隨處可見標榜現打的生鮮蔬果汁、精力湯。不僅如此，從暢銷養生書、食療書熱賣數十萬冊，以及一台上萬元的食物調理機賣到缺貨，都足見民眾對健康的渴求。

然而，蔬果汁能取代平常飲食的蔬菜水果？天天一杯蔬果汁，可能帶來什麼後遺症？聰明的消費者要為全家健康現

榨新鮮蔬果汁時，有幾點疑惑可能要先瞭解清楚。

Q 蔬果汁分子打愈碎
營養愈好吸收？

正解》不見得！

有人主張，用號稱三匹馬力的強力果汁機把蔬果顆粒打成奈米狀，有助於身體完整的吸收營養，然而，營養界表示，並無科學證據能証實果汁機能將蔬果打成奈米大小。其次，「把顆粒打得愈碎，愈能吸收的論述，也並非正確。」

因為蔬果中的營養素可分水溶性、脂溶性、化學性、物理性等，能否被人體吸收受許多狀況影響。以化學性的「鐵劑」為例，照理說，藥物製狀的高濃度鐵劑應更容易被人體吸收，但碰到非空腹狀態，或胃酸過多，即使吃下高濃度的藥物製狀鐵劑，也不見得能吸收。對一些健康的人而言，只要吃紅肉，很快就能補充身體所需的鐵質，可見能否吸收營養素，和顆粒大小無關。

網路相傳，將蔬果用果汁機打成細碎的纖維，喝這種小

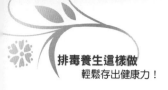
分子的蔬果汁有助於細胞排毒，對此說法，普渡大學營養生
化博士、實踐大學食品營養與保健生技學系助理教授郭家芬
認為是無稽之談，「細胞沒有排毒的功能，只有肝臟才有排
毒功能。」

Q 含果粒的盒裝蔬果汁
　　含較多纖維質？

正解》錯！

　　如果把蔬果汁分為市售盒裝的蔬果汁，及新鮮蔬果現打
的蔬果汁兩類，郭家芬助理教授表示，<u>新鮮現打的蔬果汁，
比盒裝蔬果汁好很多，但最好的選擇還是直接吃新鮮蔬果，
因為含有最完整的維生素、抗氧化成分、膳食纖維等。</u>

　　她透露，某家市場占有率極高的盒裝蔬果汁廠商，天天
在電視強打果汁能取代天然蔬果的廣告，「可是，它常因廣
告不實而被取締，但廠商有錢，不怕被罰。」

　　其實，盒裝蔬果汁即使加入果粒，蔬果本身所含的纖維
質也幾乎都被過濾掉了，且在加工過程，營養素也被破壞，

加上甜度高、熱量高，多喝容易發胖。市售盒裝蔬果汁的熱量標示，每100C.C.約有40～50大卡的熱量，每天喝500C.C.，一個月至少胖1公斤。

不過，別以為現榨蔬果汁比盒裝蔬果汁鮮度高，就可放心多喝。現榨蔬果汁多選用甜度高的蔬果去榨，開懷暢飲的同時，無形中也讓血糖值升高。曾有位糖尿病人因胡蘿蔔汁喝太多，血糖竟飆高到500、600。

胡蘿蔔、鳳梨等甜度高的蔬果，烹調時用量少而不覺得甜，但榨成果汁，大量攝取就會影響血糖。因此，「即使是現榨蔬果汁，也不能取代蔬菜水果」，以免營養不均衡，讓血糖突然飆高。

Q 蔬果經過烹煮 營養會流光光？

正解》錯！

提倡生機飲食者常強調，蔬果煮熟後，營養素很容易流失，但這不是正確的觀念。常用的烹飪方式如：蒸、微波，

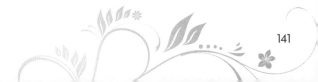

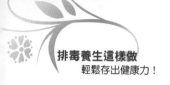

只要時間不要過久,都已証實不會流失食物的營養素。」

郭家芬助理教授補充,<u>蔬菜經高溫快炒30秒〜1分鐘,營養素流失的比例約10%</u>,她直言,「<u>不必為了10%營養素,冒著吃進蔬果中毒素、細菌、微生物的危險吧!</u>」

至於水煮,雖比較會流失,但也要看煮的時間,一般而言,煮超過半小時才會讓營養素流失到湯裡,但藉由喝湯也能吸收其中的營養。

即使新鮮蔬果打成的蔬果汁,也並非完全沒問題,郭家芬助理教授坦言,「很多人會注意蔬果使用農藥,但很少人留意即使有機蔬果,特別是<u>葉菜類,在生長演化的過程,為了對抗蟲子等天敵,本身會製造一些天然的殺蟲劑,若原封不動地吃進去,毒素會累積在人體,需要肝臟來代謝,無形增加肝臟的負擔。</u>」

Q 生食才能完全吸收食物的 寶貴酵素?

正解》錯!

對於生食才能吸收食物中酵素，郭家芬助理教授明白表示，「此為錯誤講法。」酵素固然有催化作用（例如：把胡蘿蔔素轉化成維生素A），但究其本源，它是一種蛋白質，吃進胃裡就被分解，不再具有功能，「而人體所需的酵素，是身體自己製造出來！」對於坊間有保健食品高價出售酵素給消費者，她不以為然，「多吃優質蛋白質，如蛋、奶、魚、肉類，身體就有足夠原料製造酵素。」

郭家芬助理教授認為，生魚片含有腸鏈不飽和脂肪酸，吃了有益健康，但生魚片裡有寄生蟲，健康的人吃了可以排解，孕婦吃了可能會透過胎盤影響到胎兒，「建議孕婦別吃生魚片。」

此外，蔬果在種植、運送、處理的過程，存有許多沒被殺掉的微生物、細菌。台中也曾發生因生食未處理乾淨的進口白蝸牛，而致死的案例。白蝸牛除含有廣東住血線蟲，大腸桿菌、其他細菌也很常見，老人、小孩或病人因抵抗力弱，吃下這些細菌可能引起敗血症或其他病症。

（採訪整理／吳燕玲）

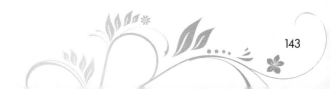

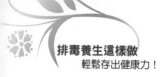

哪些人不宜吃生菜，要忌口？

🍄 一般人

豆類食物含生物鹼，不建議生食，生食易中毒。

🍄 結石病人

生洋蔥絲少吃為妙，因洋蔥、菠菜、空心菜、莧菜中含有草酸，易和血液中的鈣離子結合成草酸鈣，結石病人最好將前述食物煮熟再吃。

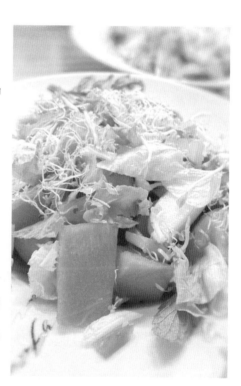

腎臟病人

不能吃生菜，因生菜中的鉀離子很高，會加重尿毒情況。腎臟病人最好先燙過蔬菜，讓鉀離子流失後再吃，才不會增加腎臟負擔。

 痛風病人

竹筍、茭白筍，含高普林，痛風者不宜吃。

 紅斑性狼瘡病人

患紅斑性狼瘡的人，不宜吃苜蓿芽，吃了會抑制免疫功能，使病情更嚴重。

（整理／《大家健康》雜誌編輯部）

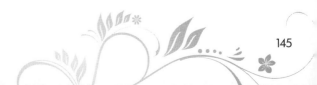

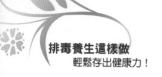

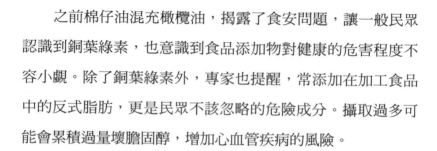

7-3

小心反式脂肪對身體危害更毒！

　　之前棉仔油混充橄欖油，揭露了食安問題，讓一般民眾認識到銅葉綠素，也意識到食品添加物對健康的危害程度不容小覷。除了銅葉綠素外，專家也提醒，常添加在加工食品中的反式脂肪，更是民眾不該忽略的危險成分。攝取過多可能會累積過量壞膽固醇，增加心血管疾病的風險。

🍄 銅葉綠素若攝取量低
對健康危害不大

　　根據現行食品衛生相關法規，銅葉綠素是一種著色劑，依結構可分為葉綠素（Copper Chlorophyll）和銅葉綠素鈉（Sodium Copper Chlorophyllin）兩種型態，是限制型態的添加物，可分別合法添加在口香糖、泡泡糖、膠囊狀或錠狀等食品中，容許添加量視食品種類而有差異，但完全禁止添加

在食用油中。

　　混充油事件經媒體不斷報導後，很多人擔心添加在食用油中的銅葉綠素會對身體健康形成傷害。然而，銅葉綠素在烹調過程中解離出來的銅離子屬於微量，而且世界衛生組織表示，每人每日最大容許攝取量為15毫克／每公斤體重。以60公斤的成人計算，每日最大容許量900mg，正常飲食對健康危害其實不大。

 反式脂肪易致血管硬化
更須提防

　　董氏基金會食品營養組主任許惠玉、臺北市立聯合醫院營養部主任金惠民皆認為，<u>反式脂肪及含磷食品添加物對健康的危害，是當前急需重視的問題。</u>

　　反式脂肪已有百年歷史，原先是具有穩定油脂作用，如今已證實與提高低密度膽固醇（俗稱壞膽固醇），造成血管硬化疾病有關。美國FDA已禁止加工食品添加人造反式脂肪，國內並沒有禁止，<u>目前市售包裝食品若添加反式脂肪，應標示反式脂肪酸含量，但每100公克食品若反式脂肪未超</u>

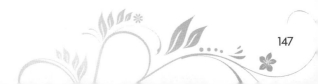

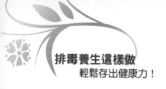

過0.3公克，則得標示為0，常讓消費者以為沒有添加。金惠民營養師強烈建議0.1公克就應標示，以提供消費者選擇，但在法規尚未落實以前，必須詳閱成分中是否有人造奶油、酥油、乳瑪琳、精製大豆油這類油脂，若有的話，少吃就對了。

許惠玉營養師表示，攝取過多反式脂肪，會提高低密度膽固醇（壞膽固醇），易沉積在血管壁內，增加心血管疾病風險，所以少吃烘焙糕點、油炸食物，多吃各式真食物，就可降低攝取到氫化過反式脂肪或飽和脂肪的風險。

反式脂肪早已充斥各類食品，零食、甜點、泡麵、調味醬、可頌麵包、油炸食物之中，而含磷的食物一樣如此。目前有許可證號的磷添加物已達640項，屬於合法添加，人體吸收率是100%，金惠民營養師指出，衛生福利部對於磷的建議量為每天800毫克，但含磷的食物太多，很容易攝取過量，提高心血管疾病的機率，建議要少吃含磷量高但營養價值低的加工食品，至於廠商，也應明確標示，維護國人健康。

（採訪整理／梁雲芳）

少吃含反式脂肪的食物

◇ 需油炸、烘烤、酥製的炸雞、薯條、甜甜圈、派餅等。

◇ 餅乾、洋芋片、速食麵、微波加熱爆米花等。

◇ 人造奶油、酥油、乳瑪琳、精製大豆油等。

少吃營養價值低但含磷量高的加工食品

◎ 素火腿、素雞

◎ 魚卵、烏魚子

◎ 奶精、奶油球、培根、羊乳片

◎ 虱目魚丸、香腸、 加工餃類、貢丸、肉鬆、魚鬆

◎ 調味花生、瓜子、菱角、健素糖、蠶豆、腰果、乳酸菌球

◎ 可樂、沙士、啤酒

◎ 沙茶醬、芝麻醬、蠔油

◎ 卵磷脂

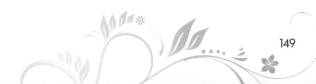

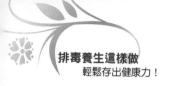
不再吃毒，加上正向紓壓

文／葉雅馨（大家健康雜誌總編輯）

　　「蔬果汁這樣喝排毒養生又抗癌」、「專家不藏私最強凍齡排毒養生術」……，你或許看過類似這樣的文字敘述或標題，排毒養生的方法真的可行嗎？

　　《排毒養生這樣做，輕鬆存出健康力》這本新書，我們採訪醫師、營養師等專家，為「排毒養生」的方法匯整出一個最佳答案，那就是「想排毒養生前，不再吃進毒，才是重要關鍵！」，所以本書的重點為讀者釐清養生觀念及迷思，有７個排毒養生的重要觀念在書中，包括１.怎麼解身體的毒？２.健康食材如何挑選？３.烹煮工具怎麼選擇？４.如何防範居家生活的毒害？５.外食怎麼挑，才能顧到健康？６.保健食品有哪些服用禁忌？７.要生機飲食才健康嗎？讀者可在書中找到詳盡的解答。

　　這本書教讀者從不吃毒及預防生活周遭的毒素做起，排身體的毒，為身體提升自癒力。除此，如何排除心理的毒素和壓力，也是現代人或上班族要注意的一環。想要清除身體毒害，心理也要懂得零負擔，正向的「紓壓」是必要的，在紓壓前，先了解自己的「耐壓力」，檢視壓力來源，才能找到適合自己的紓壓方式。

　　我們曾出版《紓壓：找到工作的幸福感》，即是告訴讀者排除心理毒素的道理，這本書很適合與《排毒養生這樣做，輕鬆存出健康力》這本新書一起閱讀，幫助讀者在身體與心理的排毒養生方面，做得更完整。

　　本書感謝臺大醫學院毒理學研究所醫師副教授姜至剛專業審訂推薦，也感謝美吾華懷特生技集團董事長李成家、成功大學醫學院環境醫學研究所特聘教授李俊璋、中華民國居住安全健康協會理事長江守山、臺灣全民健康促進協會理事長陳俊旭共同推薦。

　　《排毒養生這樣做，輕鬆存出健康力》一書，穿插圖片及圖表編輯，使你閱讀更清楚明瞭，趕快跟著本書做好排毒養生的健康功課！

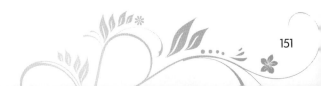

保健生活系列

解救身體小毛病：上班族必備的健康小百科
定價／320元　總編輯／葉雅馨

本書針對上班族最常遭遇的小毛病困擾，包括頭痛、感冒、胃痛、牙痛、失眠、過敏、肚子痛、眼睛痠痛、腰痠背痛等大疼小痛，一一深入解析，快速解決你對身體小毛病的疑惑！

用對方法，關節不痛
定價／250元　總編輯／葉雅馨

你知道生活中哪些傷害關節的動作要避免？如果關節炎纏身，痠痛就要跟定一輩子？本書教你正確保養關節的祕訣，從觀念、飲食、治療到居家照護的方法，圖文並茂呈現，讓你輕鬆了解關節健康，生活零阻礙！

做個骨氣十足的女人—骨質疏鬆全防治
定價／220元　策劃／葉金川　編著／董氏基金會

作者群含括國內各大醫院的醫師，以其對骨質疏鬆症豐富的臨床經驗與醫學研究，期望透過此書的出版，民眾對骨質疏鬆症具有更深入的認識，並將預防的觀念推廣至社會大眾。

做個骨氣十足的女人—營養師的鈣念廚房
定價／250元　策劃／葉金川　作者／鄭金寶

詳載各道菜餚的烹飪步驟及所需準備的各式食材，並在文中註名此道菜的含鈣量及其他營養價值。讀者可依口味自行安排餐點，讓您吃得健康的同時，又可享受到美味。

氣喘患者的守護—11位專家與你共同抵禦
定價／260元　策劃／葉金川　審閱／江伯倫

氣喘是可以預防與良好控制的疾病，關鍵在於我們對氣喘的認識多寡，以及日常生活細節的注意與實踐。本書從認識氣喘開始，介紹氣喘的病因、藥物治療與病患的照顧方式，為何老是復發？面臨季節轉換、運動、感染疾病時應有的預防觀念，進一步教導讀者自我照顧與居家、工作的防護原則，強壯呼吸道機能的體能鍛鍊；最後以問答的方式，重整氣喘的各項相關知識，提供氣喘患者具體可行的保健方式。

保健生活系列

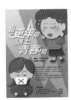

當更年期遇上青春期
定價／280元 編著／大家健康雜誌 總編輯／葉雅馨

更年期與青春期，有著相對不同的生理變化，兩個世代處於一個屋簷下，不免迸出火花，妳或許會氣孩子不懂妳的心，可是想化解親子代溝，差異卻一直存在……想成為孩子的大朋友？讓孩子聽媽媽的話？想解決更年期惱人身心問題？自在享受更年期，本書告訴妳答案！

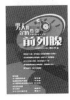

男人的定時炸彈—前列腺
定價／220元 策劃／葉金川 作者／蒲永孝

前列腺是男性獨有的神祕器官，之所以被稱為「男人的定時炸彈」，是因為它平常潛伏在骨盆腔深處。年輕時，一般人感覺不到它的存在；但是年老時，又造成相當比例的男性朋友很大的困擾，甚至因前列腺癌，而奪走其寶貴的生命。本書從病患的角度，具體解釋前列腺發炎、前列腺肥大及前列腺癌的症狀與檢測方式，各項疾病的治療方式、藥物使用及副作用的產生，採圖文並茂的編排，讓讀者能一目了然。

健康樂活系列

照顧父母，這樣做才安心
定價／280元 總編輯／葉雅馨

本書教你全方位「懂老」：察覺老人家的需求與不適，做對貼心的健康照護及生活協助，孝親才能不留遺憾！教你不用「怕老」：儲存健康資本，為自己的老後做好準備，快樂迎接熟齡生活！

養好胃，身體自然變年輕！
定價／250元 總編輯／葉雅馨

想要身體回春變年輕？本書為你找到真正維持青春的關鍵祕密！你知道養好胃的重要嗎？維持青春好氣色的關鍵就在「胃」。胃部的健康，主宰人體的營養供應，若消化吸收力弱，免疫力下降，氣色自然不好，想要比實際年齡看來還年輕，就要趕快懂得如何「養好胃」的健康！

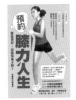

預約膝力人生：膝蓋要好，這樣保養才對！
定價／250元 總編輯／葉雅馨

本書除了教你認識膝關節、正確的保養知識，更有運動防護的實戰解答，尤其瘋路跑、迷上路跑，又怕傷害膝蓋怎麼辦？本書完整教你：正確的跑步方式，跑步前後該注意的事項，如何預防膝蓋傷害、如何透過練習、聰明飲食，讓自己身體更有能量！

健康樂活系列

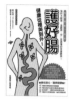

護好腸,健康從裡美到外!
定價／280元　總編輯／葉雅馨

想食在安心、腸保健康,實踐健康無毒的飲食生活嗎?本書教你易懂該做的保健「腸」識,告訴你可以擁有好腸道的實用祕訣。食安風暴下,本書教你自保的用油知識,教你分辨真假食物,為自己調整飲食習慣。

蔬食好料理:創意食譜,健康美味你能做!
定價／350元　作者／吳黎華

這本書為想追求健康窈窕的你,帶來做菜的樂趣與驚喜,教你輕鬆煮出蔬食清爽無負擔的好味道。你會發現高纖低卡的青菜料理不再一成不變,意想不到的搭配,讓每一口都充滿巧思。學會這些創意食譜,你也能變身時尚健康的飲食達人。

成功打造防癌力,調好體質不生病!
定價／250元　總編輯／葉雅馨

你知道哪些習以為常的飲食習慣,卻會增加罹癌機率嗎?你知道如何聰明吃,才不會將癌症吃進肚?本書為你一次解答,你最想知道的「吃什麼防癌」最有效?抗癌該怎麼吃?教你了解身體警訊,降低發炎機會,全方位打造防癌力!

享受跑步,這樣跑才健康!
定價／280元　總編輯／葉雅馨

本書教你用對方法跑步,告別扭傷、膝痛,甩開運動傷害,做好運動前後該做的事,讓你輕鬆自在玩跑步!你不必再受限坊間書籍強調的標準姿勢跑法,本書告訴你,只要找到身體的協調性,你也能跑出節奏和步調,享受屬於自己的跑步生活!

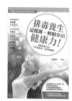

排毒養生這樣做,輕鬆存出健康力!
定價／250元　總編輯／葉雅馨

想排毒養生,就要從避免吃進毒開始。本書教你挑選食材的祕訣,無毒的採買術,同時提醒留意烹煮的鍋具,不要把毒吃下肚。教你懂得居家防毒,防範生活中的毒素,包括室內空氣污染物、環境荷爾蒙等。最後,釐清養生觀念及迷思,為身體存出健康力!

悅讀精選系列

人生的禮物：10個董事長教你逆境再起的力量
定價／280元　總編輯／葉雅馨

跟著10個超級董事長，學成功經驗與人生歷練！本書集結王品集團董事長戴勝益、美吾華懷特生技集團董事長李成家、台達電子董事長海英俊、全家便利商店董事長潘進丁、和泰興業董事長蘇一仲、八方雲集董事長林家鈺、合隆毛廠董事長陳焜耀、億光電子董事長葉寅夫、康軒文教董事長李萬吉、宏全國際董事長戴宏全等10個知名企業領導人，收錄他們精彩的故事與人生歷練。

用心就有感：開啟你工作與生活的幸福思維
定價／300元　作者／賴東明

廣告教父賴東明濃縮八十年的人生閱歷，將自己工作與生活的經驗淬鍊，提供讀者一生受用的領悟！本書可為你解開工作經常遇到的難題，點出生活空虛的盲點與煩惱，開啟你對工作與生活的幸福思維！只要用心，就能創造自己的有感人生！

心靈關係系列

生命的奇幻旅程：啟迪心靈成長的6個故事
定價／350元　作者／堀貞一郎　譯者／賴東明

如果有一隻魔法鉛筆，能夠讓你畫出想要的東西，實現願望，你想畫什麼？想體會不同的生命價值，展開一段有憂傷、有甜美的人生旅程嗎？日本創意大師堀貞一郎與臺灣廣告教父賴東明，聯手打造讓你重拾童心，重新體悟人生的真情有感書！

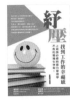

紓壓：找到工作的幸福感
定價／280元　總編輯／葉雅馨

為什麼有人可以輕鬆搞定壓力，壓力愈大業績愈好？為什麼愈快樂的員工，生產力、銷售成績比一般員工高？想要樂在工作、提升職場競爭力嗎？搞懂紓壓的祕訣與情緒管理的技巧，你就能掌握職場成功的關鍵！

公共衛生系列

公益的力量：董氏基金會30周年專書
定價／300元

董氏基金會致力於菸害防制、心理衛生、食品營養等工作，全方位關懷全民身心健康，在公益的路上，展現公益的價值，顯現公益的力量。30年來，感謝所有人的鼓勵與支持，陪我們一點一滴的成長。守護全民的健康，是董氏基金會永遠的堅持和承諾！

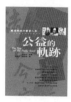

公益的軌跡
定價／260元　策劃／葉金川　作者／張慧中、劉敬姮

記錄董氏基金會創辦人嚴道自大陸到香港、巴西，輾轉來到台灣的歷程，很少人能夠像他有這樣的機會，擁有如此豐富的人生閱歷。他的故事，是一部真正有色彩、有內涵的美麗人生，從平凡之中看見大道理，從一點一滴之中，看見一個把握原則、堅持到底、熱愛生命、關懷社會，真正是「一路走來，始終如一」的勇者。

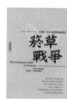

菸草戰爭
定價／250元　策劃／葉金川　作者／林妏純、詹建富

這本書描述台灣菸害防制工作的歷程，並記錄這項工作所有無名英雄的成就，從中美菸酒談判、菸害防制法的通過、菸品健康捐的開徵等。定名「菸草戰爭」，「戰爭」一詞主要是形容在菸害防制過程中的激烈與堅持，雖然戰爭是殘酷的，卻也是不得已的手段，而與其說這是反菸團體與菸商的對決、或是吸菸者心中存在戒菸與否的猶豫掙扎，不如說這本書的戰爭指的是人類面對疾病與健康的選擇。

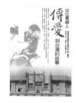

12位異鄉人傳愛到台灣的故事
定價／300元　編著／羅東聖母醫院口述歷史小組

你願意把60年的時光，無私奉獻在一個團體、一個島嶼、一群與你「語言不通」、「文化不同」的人身上？本書敘述著12個異國人，從年少就到台灣，他們一輩子把最精華的青春，都留在台灣的偏遠地區，為殘障者、智障者、結核病患、小兒麻痺兒童、失智老人、原住民、弱勢者服務，他們是一群比台灣人更愛台灣人的異鄉人……

視野
定價／300元　作者／葉金川

侯文詠、孫越、徐一鳴、謝孟雄，感動專文推薦！
葉金川用一個又一個心情故事，讓像我這樣讀者明白：不管在什麼領域，只要存有夢想和實踐的承諾，它們一樣是有趣的！──侯文詠（作家）
書中有很多他的真情告白、對社會的關懷，與孩子一起築夢及讓人會心一笑的動人故事。──孫越（終身義工）

繽紛人生系列

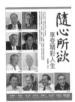

隨心所欲
享受精彩人生
定價／320元　總編輯／葉雅馨

面對人生的困局，接踵而至的挑戰，該如何應對？在不確定的年代，10位70歲以上的長者，以自己的人生歷練，告訴你安心的處世哲學與生命智慧。書中你可以學到生涯規畫、工作管理、心靈成長、愛情經營、生命教育、養生方法等多元的思考，打造屬於自己的成功幸福人生。

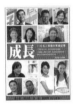

成長－11位名人偶像的青春紀事
定價／250元　總編輯／葉雅馨

人不輕狂枉少年，成長總有酸甜苦澀事。11個最動人真摯的故事，給遇到困境挫折的你，最無比的鼓勵與勇敢面對的力量。

運動紓壓系列

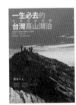

《行男百岳物語》一生必去的台灣高山湖泊
定價／280元　作者／葉金川

這是關於一位積極行動的男子和山友完成攀登百岳的故事。書裡有人與自然親近的驚險感人故事，也有一則則登高山、下湖泊的記趣；跟著閱讀的風景，你可窺見台灣高山湖泊之美。

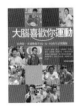

大腦喜歡你運動－
台灣第一本運動提升EQ、IQ、HQ的生活實踐版
定價／280元　總編輯／葉雅馨

生活中總被「壓力」追著跑？想要心情好、記憶強、學習力佳？本書揭示運動不只訓練肌肉，還能增進智力商數IQ、情緒商數EQ以及健康商數HQ。除了提供多種輕鬆上手的運動、更有精彩人物分享運動抗壓心得，讓你用「運動」戰勝壓力！

排毒養生這樣做，輕鬆存出健康力！

總　編　輯／葉雅馨
主　　　編／楊育浩
執 行 編 輯／蔡睿縈、林潔女
文 字 採 訪／梁雲芳、葉語容
封 面 設 計／比比司設計工作室
內 頁 排 版／陳品方

出 版 發 行／財團法人董氏基金會《大家健康》雜誌
發行人暨董事長／謝孟雄
執　行　長／姚思遠

地　　　址／臺北市復興北路57號12樓之3
服 務 電 話／02-27766133#252
傳 真 電 話／02-27522455、02-27513606

大家健康雜誌網址／www.jtf.org.tw/health
大家健康雜誌部落格／jtfhealth.pixnet.net/blog
大家健康雜誌粉絲團／www.facebook.com/happyhealth

郵 政 劃 撥／07777755
戶　　　名／財團法人董氏基金會

總 經 銷／聯合發行股份有限公司
電　　　話／02-29178022#122
傳　　　真／02-29157212

法律顧問／眾勤國際法律事務所
印刷製版／凱莉印刷實業有限公司
版權所有・翻印必究

出版日期／2015年12月9日初版
定價／新臺幣250元
本書如有缺頁、裝訂錯誤、破損請寄回更換
歡迎團體訂購，另有專案優惠，
請洽02-27766133#252

國家圖書館出版品預行編目(CIP)資料

排毒養生這樣做,輕鬆存出健康力! ／ 葉雅馨總
編輯. -- 初版. -- 臺北市：董氏基金會<<大家健
康>>雜誌, 2015.12
　面；　公分
ISBN 978-986-90432-7-4(平裝)
1.健康法 2.養生

411.1　　　　　　　　　　104025094